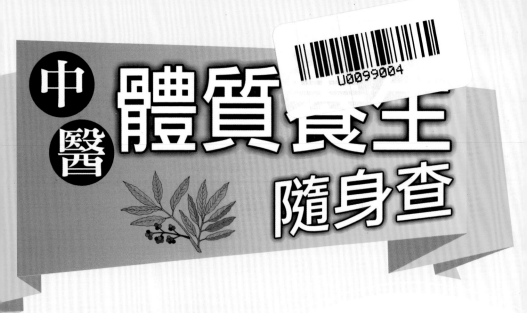

中醫 體質養生 隨身查

胡維勤◎著

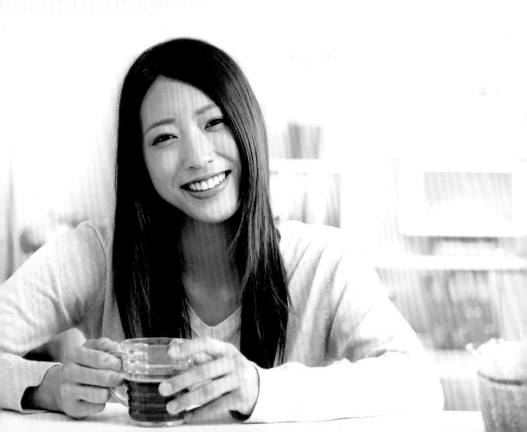

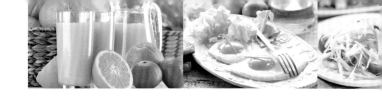

目錄

第三篇　陰虛體質自我調養隨身查 ….. 37

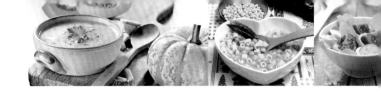

目錄

第四篇 陽虛體質自我調養隨身查 53

第五篇 氣鬱體質自我調養隨身查 67

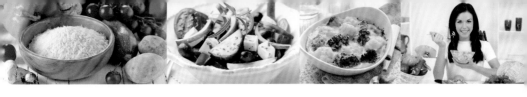

第六篇

血淤體質自我調養隨身查 83

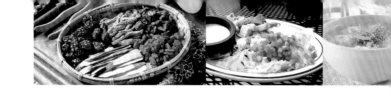

目錄

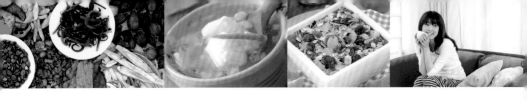

第九篇　特稟體質自我調養隨身查 129

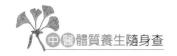

前言

　　現代人因為工作、生活、環境等多種因素，面臨著多方面的身心壓力，再加上自身意識不夠充分，導致身心受累，疲憊不堪。面對這種狀況，我們迫切需要借助知識來改變現狀。

　　我們都知道，在中華五千年的光輝歷史中，前人通過經驗的不斷積累和總結，逐漸流傳下來豐富的養生知識，而在這其中，關於四季養生、體質養生、五臟養生等方面的內容更是碩果豐富，形成了更為系統的理論體系，也為後人提供了參考。

　　有了這些知識作參考，我們就可以從中吸取經驗教訓，以此來提高生活品質。秉承這種信念，於是就有了這系列書籍的誕生。

　　本系列叢書共有三本，分別為《中醫體質養生隨身查》、《中醫五臟養生隨身查》、《中醫四季養生隨身查》。這系列書籍主要通過生活中常見的食材、藥材、病症等內容來引出體質養生、五臟養生、四季養生的內容。

　　從體質養生出發。人的體質共分9種，分別為平和質、氣虛質、陽虛質、陰虛質、特稟質、氣鬱質、血瘀質、痰濕質、濕熱質。我們可以嘗試著在這些看似複雜的體質中理出端倪，學會去認清自己的體質，從而更好調理自身，完善自我。

　　從五臟養生出發。身體器官與我們的精神、健康都是離不開的。心、肝、脾、肺、腎皆可生化和儲藏我們的精、氣、血、津液和神，主導人體精、氣、神的運轉。懂得如何調理五臟，才是

長壽健康的保證。

從四季養生出發。春、夏、秋、冬對應溫、熱、涼、寒,而人的身體各個器官也順應了季節、氣候的變化,在哪個季節會出現哪個症狀,該用哪種方法調理,該選擇怎樣的食補方法,都可以從這裡找到答案。

希望通過這系列書籍,廣大讀者能夠對如何在日常生活中進行自我調理有更多的認識和掌握,學會如何更好地生活,以使工作、家庭生活更美滿,也使自己身心更健康。

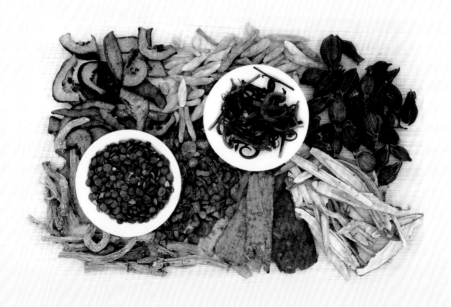

第一篇　體質自測隨身查

　　「體質」即機體素質，指的是人體秉承先天（指父母）遺傳、後天多種因素影響，所形成的與自然、社會環境相適應的功能和形態上相對穩定的固有特性。中醫體質理論淵源於《黃帝內經》，《靈樞‧壽夭剛柔》即有「人之生也，有剛有柔，有弱有強，有短有長，有陰有陽」之論。

　　本篇從認識我們自身的體質出發，介紹了體質的分類、九種體質的特點、體質養生的整體原則及飲食特點，讓您更好地認識自己的體質。

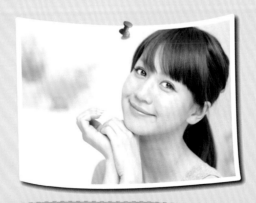

認識體質

　　如同世界上沒有兩片相同的樹葉一樣，每個人的生命都是存在並活動於不同的「土壤」之上的，不同的土壤養育著強弱不同的幼苗，就像不同的體質帶給我們不同的機體素質。什麼是體質？體質由什麼決定？體質受哪些因素的影響？本節內容為您一一介紹。

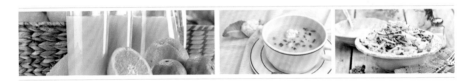

● 體質的概念

　　所謂體質，是指在人的生命過程中，在先天稟賦和後天獲得的基礎上，逐漸形成的在形態結構、生理功能、物質代謝和性格心理方面，綜合的、固有的一些特質。它說明個體生命活動具有的差異性或者特殊性。

　　體質由四個方面組成：形態結構、生理功能、物質代謝、性格心理，這四個方面可以高度概括為：形和神。「形」主要是形態結構，比如肌肉、骨骼等，也就是人體看得見、摸得著的有形態結構的物質部分。「神」包括功能活動、物質代謝過程、性格心理精神，比如心跳、精神活動等。

● 先天稟賦對體質的影響

　　體質受先天、後天因素共同制約。在體質形成過程中，先天因素起著決定性的作用。先天因素，又稱稟賦，是指小兒出生以前在母體內所稟受的一切特徵。中醫學所說的先天因素，既包括父母雙方所賦予的遺傳性，又包括子代在母體內發育過程中的營

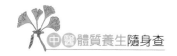

養狀態，以及母體在此期間所給予的種種影響。同時，父親的元氣盛衰、營養狀況、生活方式、精神因素等都直接影響著「父精」的品質，從而也會影響到子代稟賦的強弱。

● 後天因素對體質的影響

體質還受到後天因素的影響。人的體質在一生中並非是一成不變的，而是在後天各種因素的影響下不斷變化。改善後天體質形成的條件，可以彌補先天稟賦之不足，從而達到以後天養先天，使弱者變強的目的。

1.飲食營養：是決定體質強弱的重要因素。由於人體體質不同，對營養物質的新陳代謝作用也不一樣。長期營養不良或低下，或營養不當，以及偏食、偏嗜等，都會使體內某些成分發生變化，從而影響體質，乃至於引起疾病。

2.勞動和運動：在現代社會，

隨著科學技術的高度發展，體力勞動和腦力勞動的關係越來越密不可分。勞逸適度，勞而不倦，可增強體質。一般來說，適當的體力勞動對增強體質有積極的作用，但過於繁重的體力勞動，在嚴重污染環境下的體力勞動，精神、情緒常處於緊張狀態下的勞動，操作分工過細，促使身體局部片面發展的勞動等，對人的體質都會產生不利影響。反之，過度安逸又會使機體氣血運行遲緩，氣機阻滯，臟腑功能減弱，正氣不足，而致體質虛弱多病。

● 年齡對體質的影響

體質得養於後天，「後天」包括年齡、生活方式、生存環境、精神活動、疾病、藥物等。年齡不可避免地會增長，隨著年齡的增長，體質會發生變化。

中醫說小孩子是「純陽之體」，隨著年齡的增長，受生活環境、飲食、情緒、生長發育等

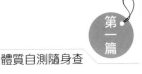
多種因素的影響，「純陽之體」慢慢變成陰陽相合的體質。到了中老年，人的精力、體力、活力明顯不如青壯年時期，氣血既少又不通。所以到了中老年時，要注重調整自己的起居、飲食、心態，保證體質在正常範圍內，陰陽才能獲得平衡。

體質的自測法

瞭解了什麼是體質之後，本節我們分別介紹了平和體質、氣虛體質、陽虛體質、陰虛體質、痰濕體質、濕熱體質、血瘀體質、氣鬱體質、特稟體質這九種體質的特點，以便您進行自測。

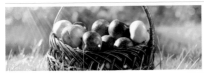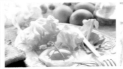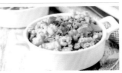

● 平和體質

平和體質是一種健康的體質，其主要特徵為：陰陽氣血調和，體型勻稱健壯，面色、膚色潤澤，頭髮稠密有光澤，目光有神，鼻色明潤，嗅覺通利，唇色紅潤，不易疲勞，不易生病，生活規律，精力充沛，耐受寒熱，睡眠良好，飲食較佳，二便正常。此外，性格開朗隨和，對於環境和氣候的變化適應能力較強。平和體質者飲食應有節制，營養要均勻，粗細搭配要合理，少吃過冷或過熱的食物。

● 氣虛體質

氣虛體質是由於人體氣虛

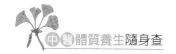
而導致體弱、臟腑功能狀態低下為主要特徵的體質狀態。其主要特徵為：元氣不足，肌肉鬆軟不實，平素語音低弱，氣短懶言，容易疲乏，精神不振，易出汗，舌淡紅，舌邊有齒痕，脈弱，易患感冒、內臟下垂等病。此外，性格內向，不喜冒險，不耐受風、寒、暑、濕邪。氣虛體質者平時應多食用具有益氣健脾作用的食物。不吃或少吃蕎麥、柚子、菊花等。

● 陰虛體質

陰虛是指精血或津液虧損。其主要特徵為：口燥咽乾，手足心熱，體形偏瘦，鼻微乾，喜冷飲，大便乾燥，舌紅少津，脈細數，易患虛勞、不寐等病，感邪易從熱化。此外，性情急躁，外向好動、活潑，耐冬不耐夏，不耐受暑、熱、燥邪。陰虛體質者平時應多食鴨肉、綠豆、冬瓜等甘涼滋潤之品，少食羊肉、韭菜、辣椒等性溫燥烈之品。

● 陽虛體質

陽虛體質是指人體的陽氣不足，身體出現一系列的陽虛症狀。其主要特徵為：畏寒怕冷，手足不溫，肌肉鬆軟不實，喜熱飲食，精神不振，舌淡胖嫩，脈沉遲，易患痰飲、腫脹、泄瀉等病，感邪易從寒化。此外，性格多沉靜、內向，耐夏不耐冬，易感風、寒、濕邪。陽虛體質者平時可多食牛肉、羊肉等溫陽之品，少吃或不吃生冷、冰凍之品。

● 氣鬱體質

氣鬱體質者大都性格內向不穩定，敏感多慮。常表現為：神情抑鬱，憂慮脆弱，形體瘦弱，煩悶不樂，舌紅，苔薄白，脈弦，易臟躁、抑鬱等。此外，氣鬱體質者對精神刺激適應能力較差，不適應陰雨天氣。氣鬱體質者宜多食一些行氣解鬱的食物，

如佛手、柳丁、陳皮等，忌食辛辣、咖啡、濃茶等刺激品。

● 痰濕體質

痰濕體質者脾胃功能相對較弱，氣血津液運行失調，導致水濕在體內聚積成痰。其主要特徵為：體形肥胖，腹部肥滿，面部皮膚油脂較多，多汗且黏，胸悶，痰多，口黏膩或甜，喜食肥甘甜黏，苔膩，脈滑，易患消渴、中風、胸痹等病。此外，性格偏溫和、穩重，多善於忍耐，對梅雨季節及濕重環境適應能力差。

● 濕熱體質

濕熱體質是以濕熱內蘊為主要特徵的體質狀態。常表現為：面垢油光，易生痤瘡，口苦口乾，身重困倦，大便黏滯不暢或燥結，小便短黃，男性易陰囊潮濕，女性易帶下增多，舌質偏紅，苔黃膩，脈滑數，易患瘡癤、黃疸、熱淋等病。此外，容易心煩、急躁，對夏末秋初濕熱氣候，濕重或氣溫偏高環境較難適應。長期情緒壓抑，會使肝氣不舒，進而損傷脾胃，降低脾胃代謝水濕的能力，會明顯加重濕熱聚集。

● 血瘀體質

血瘀體質者全身的血脈通暢程度較差，總體特徵表現為：血行不暢，以膚色晦暗、舌質紫黯、易產生包塊等；形體胖瘦均有，常見消瘦；容易心煩易怒、抑鬱、健忘。口唇黯淡，舌暗或有淤點，舌下絡脈紫暗或增粗，兩脅疼痛，皮膚乾燥，脫髮，女性常見月經不調、子宮肌瘤等症，同時，不耐受寒邪。而對於血瘀體質，對應的治則應該是化血化淤、溫補氣血。

● 特稟體質

特稟體質也就是過敏體質，屬於一種偏頗的體質類型。其主

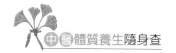
要特徵為：常見哮喘、風團、咽癢、鼻塞、噴嚏等；患遺傳性疾病者有垂直遺傳、或先天性、家族性特徵；先天性稟賦異常者或有畸形，或有生理缺陷；患胎傳性疾病者具有母體影響胎兒個體生長發育及相關疾病特徵。此外，特稟體質者對外界環境適應能力差，起居應避免過敏原，加強運動健身。

調養體質的正確飲食法

在日常生活中，食品加工、飲食結構、吃多吃少、進食方式等，都會在一定程度上對體質產生影響，所以客觀來看，說體質是「吃」出來的也不為過，但只要我們掌握正確的飲食方法，就能擁有一個好體質。

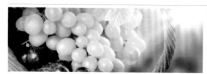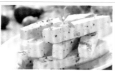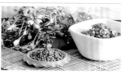

● 氣虛體質

氣虛體質者平時應多食用具有益氣健脾作用的食物，如人參、西洋參、大棗、葡萄乾、白扁豆、山藥等；肉食類有雞肉、牛肉、羊肉等；水產類如泥鰍、黃鱔等；穀物類有糯米、小米、黃豆製品等。

● 陰虛體質

陰虛證多源於腎、肺的不同症狀，應根據不同的陰虛症狀選用藥材或食材。比如中藥材有銀耳、百合等，食材類有石榴、葡萄、馬蹄等。新鮮蓮藕非常適合

陰虛內熱的人食用，也可以在夏天榨汁喝；若蓮藕稍老一點，質地粉，補脾胃效果則更好。

● 陽虛體質

陽虛體質者可多食溫熱之性的藥材和食材。如中藥有鹿茸、杜仲等；果品類有荔枝、榴槤、板栗等；乾果中最典型的就是核桃，可以溫腎陽，適合腰膝酸軟、夜尿多的老年人；蔬菜類包括韭菜、辣椒、山藥等。

● 氣鬱體質

氣鬱體質者養生重在疏肝理氣。中藥方面可選陳皮，有順氣、消食、治腸胃不適等症；菊花平肝寧神；香附疏肝理氣；酸棗仁能安神鎮靜、養心解煩。食材方面可選橘子、柚子、大蒜等有行氣解鬱功效的食物。

● 血瘀體質

血瘀體質者養生重在活血化瘀，補氣行氣。首選丹參，丹參是著名的活血化瘀中藥，有促進血液循環，擴張冠狀動脈，增加血流量，防止血小板聚集，保護心肌缺血的功效。食材方面如山楂、金橘、韭菜、洋蔥、大蒜、桂皮等，都適合於血瘀體質者食用。

● 痰濕體質

痰濕體質者養生重在祛除痰濕，暢達氣血。宜食味淡、性溫平之食物，如紅豆、山藥、薏米等有健脾利濕功效的，也可選生茯苓、陳皮等有健脾益氣化痰功效的。食材方面宜多食粗糧，如玉米、小米等。有些富含膳食纖維的蔬菜，比如芹菜、韭菜，非常適合痰濕體質者食用。

● 濕熱體質

濕熱體質者養生重在疏肝利膽，祛濕清熱。飲食以清淡為主，可選用茯苓、薏苡仁等清熱利濕功效的中藥。食材方面可多

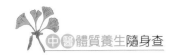
食綠豆、芹菜、藕、紫菜等甘寒、甘平的食物。濕熱體質者還可適當飲用涼茶，如決明子、金銀花等，這對濕熱體質者也有很好的效果，可驅散濕熱，但不可多喝。

● **特稟體質**

特稟體質者在飲食上宜清淡、均衡，粗細搭配適當，葷素配伍合理，宜多吃一些益氣固表的藥材和食材。益氣固表的中藥中最好的是人參，雖然價格貴，但卻是最有效果的，還有防風、黃芪、白朮、山藥、太子參等也具有益氣的作用。在食物方面可適當地多吃一些糯米、羊肚、燕麥、紅棗、燕窩、泥鰍等。

體質養生的整體原則

體質的調養是養生的一個方向，對於平和、氣虛、陽虛、陰虛、痰濕、濕熱、血瘀、氣鬱、特稟這九種體質而言，整體的養生原則是共同的，都要做到養心養道，春夏養陽、秋冬養陰。

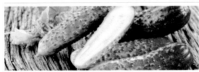
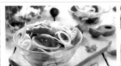
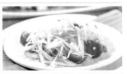

● **調養體質，養心養道**

《黃帝內經》中曰：「心主神」，神在中醫的認識中分為廣義和狹義兩種。廣義之神就是反映於外的整體生命現象，比如氣機的升降出入，還有吃喝拉撒、呼吸心跳等，綜合起來表現於外；狹義之神

是指精神、思維等。「心主神」主要是指狹義之神。

在養生中，養神始終重於養形，就算是治療疾病，調神也很關鍵。養心、養神即養生之根本。心神曠達安怡，體貌自然安詳舒泰。相由心生，境由心造。人生境遇很大程度上就是自我造化。無心神呵護，養生免談。很多人覺得養生很難做到，效果也沒有想像的那麼好，就是因為心神沒有安撫好。

養生先養心神，養心神要先修德行。德行好，猶如土地廣袤，基礎堅實，可孕育萬物，能承載輕重。心神要清、靜、安、平、適度。可以說是：養生養德，並無二術。養生的過程實際是道德自我完善的過程。

● 春夏養陽，秋冬養陰

體質的調養要與陰陽相結合，春夏宜養陽，秋冬宜養陰。

春夏養陽：春季宜多進行戶外活動，增強身體的柔韌性；多吃些韭菜、香菜等春季應時之品，不吃寒涼、溫燥、油膩難消化之品，最忌諱鬱悶不解。夏季不可過度使用空調，夏季氣血外浮，脾胃虛弱，外強中乾，伏陰在裡，不可多吃寒涼冰凍之品，應避免虛邪賊風、穿堂風，尤其不可冷風直吹頭頂、腦後、頸椎、肚臍。總之，春夏要使陽氣生而勿伐，長而勿亢。

秋冬養陰：春捂秋凍，春捂是為了幫助氣血走表散熱，促進陽氣升發，秋凍是為了氣血保存熱量，促進陽氣潛降。因此，初秋要使身體有些涼意，不要穿很厚的衣服，入秋不宜馬上進補，冬季進補，秋墊底，養好脾胃，多喝些粥，秋遊登高，賞菊望月，收斂心思，儘量平靜。冬季不宜早起冒寒運動及大量出汗，腳宜保暖，早睡晚起，心思儘量沉靜安定，適當進補。

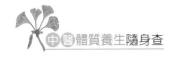

● 體質養生，簡單順勢

「大道至簡」，養生就是順自然生命之道，因勢利導，順勢而為。「庖丁解牛，遊刃有餘」，最能說明養生的真諦，因此，養生也叫「順生」。

我們生活中諸多不良的生活習慣和思維方式就是逆生，不合道、不順生，如：暴飲暴食、飲食過於追求色香味、喜食肥甘厚味的食物、嗜煙酗酒、功利浮躁、恣情縱欲、過度治療、缺少運動、夜生活過多等。很多人一邊恣心縱欲，另一方面卻又渴望、追求只有在自然環境及簡單生活方式下才能獲得的健康、思維和良好的生命體驗。雖然有「大隱隱於市」之說，但是古往今來又有幾個人能做到。

精神的簡單自然很重要，有的人與生俱來心神簡單自然，而多數人則需要經過從「幼稚混沌」、「聰明老成」，及至「智慧糊塗」的心智成長過程，其中多數人在心智的「聰明老成」狀態就停止成長而定格。

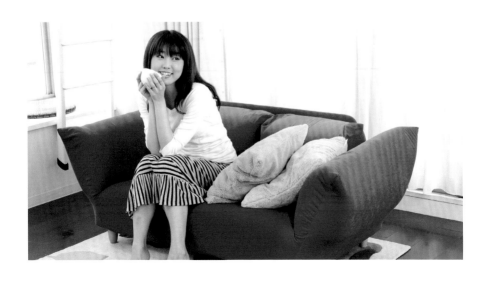

第二篇 氣虛體質自我調養隨身查

　　在中醫學上，「氣」是個非常重要的概念。氣推動、促進人體的生長發育、臟腑運轉、水穀精微物質運輸、傳遞和排泄。當人體臟腑功能失調，氣的化生不足時容易氣虛。氣虛體質者看上去總是很疲倦，情緒不暢，易出虛汗，稍進行運動就有疲勞感、呼吸短促，甚至有心慌的現象。

　　本篇介紹了氣虛體質的特徵描述、形成原因、臟腑功能的弱點及飲食調養要領，標明了宜吃、慎吃食物，並列舉了特效調理穴位。

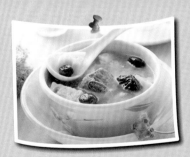

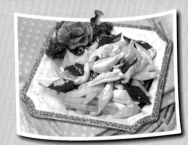

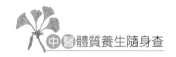
氣虛體質的特徵速查

　　氣虛體質的人精神容易感到乏力、食欲也不振，由於一身之氣不足，而導致體弱、臟腑功能狀態低下。氣虛體質的人肺臟功能和脾臟功能相對也弱一些。

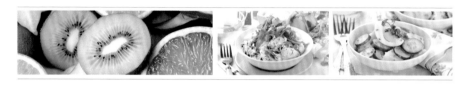

● 氣虛體質的特徵描述

　　總體特徵：元氣不足，若患病則諸症加重，或伴有氣短懶言、咳喘無力；或食少腹脹、大便溏泄；或脫肛、子宮脫垂；或心悸怔忡、精神疲憊；或腰膝酸軟、小便頻多，男子滑精早洩、女子白帶清稀。

　　形體特徵：面色蒼白，形體消瘦或偏胖，肌肉鬆軟不實。

　　常見表現：語聲低怯，易乏力，精神不振，常自汗出，心悸食少，舌淡苔白，舌苔有齒痕，脈象虛弱。

● 氣虛體質的形成原因

　　1.母親懷孕時營養不足，妊娠反應強烈持久不能進食。

　　2.大病、久病後元氣大傷。

　　3.長期過度用腦，勞傷心脾。

　　4.重體力勞動者或是職業運動員。

　　5.長期形神過勞。

　　6.長期節食。

　　7.常服清熱解毒的中藥或西藥抗生素，也會導致或加重氣虛體質。

　　8.長期七情不暢、肝氣鬱結。

● 氣虛體質臟腑功能的弱點

氣虛體質者在臟腑功能上，表現為肺臟和脾臟相對較弱。脾是生氣之源，肺是主氣之樞，脾肺功能相對不足容易造成氣虛。氣虛的人說話多語聲低怯，呼吸氣息輕淺，對環境適應能力差，遇到氣候變化、季節轉換易感冒，胃強脾弱，食欲好，食速快，這是胃強能吃，但每飯後腹脹明顯，易疲乏，這就是脾虛，所以難以消化。氣虛者還常頭暈，血壓偏低。因為氣虛提不起勁，常會疲倦、怠惰、無力。

● 氣虛體質飲食調養要領

氣虛體質者在飲食調養方面需要多加注意。平時可多吃一些具有健脾、益氣、補虛、補血功效的食物。另外，還要注意少吃耗氣食物。

1.氣虛體質者宜常吃一些健脾益氣的食物，如南瓜、胡蘿蔔、玉米、馬鈴薯等，可補中益氣、健脾益胃。

2.菌菇類如銀耳、草菇，具有補脾開胃、益氣安神、增強免疫力、促進人體新陳代謝等功效，對癌細胞有很強的抑制作用，因此適合氣虛體質者食用。

3.牛肉、雞肉、鰱魚、鱔魚、紅棗、桂圓等食物性溫，有補中益氣的功效，氣虛體質者宜食。

4.紅糖、人參、黃芪等具有補氣補血、健脾暖胃的功效，既能補氣，也能補血，氣虛體質者食用尤為適宜。

5.氣虛體質者在日常飲食中應儘量少吃或不吃破氣、耗氣、生冷寒涼、油膩、辛辣的食物。

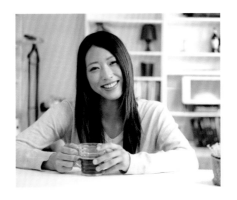

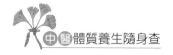

宜吃食物

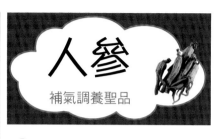

人參
補氣調養聖品

特別推薦 滋補人參雞湯

◎材料：山雞250克，人參15克，黃芪8克，紅棗8個，薑片5克，鹽4克

◎做法：將山雞處理乾淨，斬塊汆水；人參洗淨切片；黃芪、紅棗洗淨，備用。湯鍋上火，加水，下山雞塊、人參片、薑片、黃芪、紅棗，大火煲沸後轉小火煲至熟爛，加鹽調味即可。

◎功效：大補元氣，延年益壽

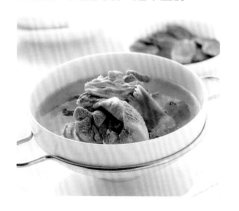

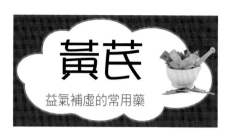

黃芪
益氣補虛的常用藥

特別推薦 黃芪枸杞豬肝湯

◎材料：豬肝300克，黨參15克，枸杞、黃芪各10克，鹽適量

◎做法：豬肝洗淨，切片；黨參、黃芪分別用清水洗淨。將黨參、黃芪一起放入砂鍋中，加入6碗清水，以大火煮開，小火續煮20分鐘，放入枸杞轉中火煮約3分鐘，放入豬肝片煮至熟透後，加鹽調味即成。

◎功效：補氣生血，養肝明目

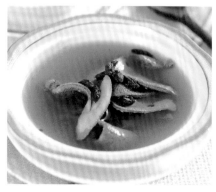

冬蟲夏草

補氣調養佳品

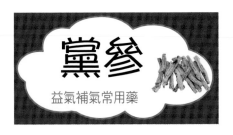

黨參

益氣補氣常用藥

(特別推薦) **蟲草香菇排骨湯**

◎材料：冬蟲夏草5根，排骨300克，香菇50克，紅棗、鹽、雞粉各適量

◎做法：排骨洗淨斬塊，沸水汆燙備用；香菇泡發，洗淨撕片；冬蟲夏草、紅棗均洗淨備用。將排骨、紅棗、冬蟲夏草放入煲內，注入水，大火燒開後放入香菇，改小火煲煮2小時，加鹽、雞粉調味即可。

◎功效：潤肺定喘，補虛抗癌

(特別推薦) **黨參豆芽尾骨湯**

◎材料：豬尾骨1條，蕃茄1個，黨參5克，黃豆芽100克，鹽適量

◎做法：豬尾骨切段，入沸水中汆燙後撈出，用清水沖淨備用；黃豆芽洗淨去根；蕃茄洗淨，切塊。將豬尾骨、黃豆芽、蕃茄和黨參放入鍋中，加適量水以大火煮開，改小火燉30分鐘，加鹽調味即可。

◎功效：健脾補氣，益肺潤腸

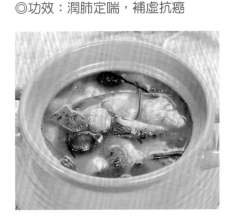

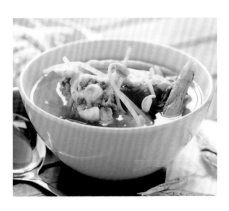

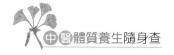

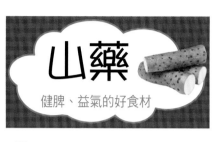

山藥
健脾、益氣的好食材

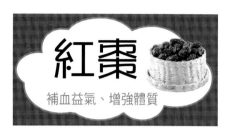

紅棗
補血益氣、增強體質

特別推薦 **羊排紅棗山藥滋補煲**

◎材料：羊排350克，新鮮山藥200克，紅棗5個，生薑3片，高湯、鹽各適量

◎做法：新鮮羊排洗淨，切塊，汆水；山藥去皮，洗淨，切塊；紅棗洗淨備用。淨鍋上火倒入高湯，大火煮開，下入生薑片、羊排、山藥、紅棗，以大火煮15分鐘後，轉小火煲至羊肉熟爛，再加鹽調味即可。

◎功效：溫胃散寒，益氣補血

特別推薦 **紅棗蓮藕燉排骨**

◎材料：蓮藕2節，排骨250克，紅棗、黑棗各10個，鹽6克

◎做法：排骨洗淨，剁成塊，入沸水汆燙、撇去浮沫，撈出再沖淨；蓮藕去皮洗淨，切成塊；紅棗、黑棗洗淨。將以上所有材料盛入鍋內，加水1800毫升，煮沸後轉小火燉煮約40分鐘，加鹽調味即可。

◎功效：滋陰養血，健脾益氣

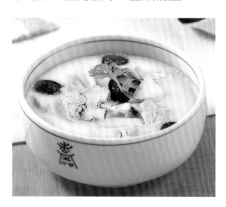

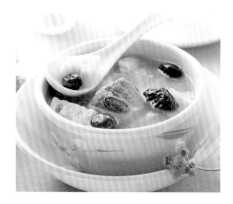

桂圓
養血滋陰、養顏益氣

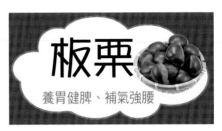

板栗
養胃健脾、補氣強腰

（特別推薦）**桂圓山藥紅棗湯**

◎材料：桂圓肉100克，鮮山藥150克，紅棗6個，冰糖適量

◎做法：新鮮山藥去皮，洗淨，切小塊；紅棗洗淨。鍋中加水煮沸，放入山藥和紅棗，待山藥熟透、紅棗熟軟，將桂圓肉加入湯中，煮至桂圓肉香甜味滲入湯中即成，也可加入少許冰糖調味。

◎功效：補益心脾，養血安神

（特別推薦）**板栗排骨湯**

◎材料：鮮板栗250克，排骨500克，胡蘿蔔1根，鹽3克

◎做法：板栗入沸水中用小火煮約5分鐘，撈起去皮；排骨放入沸水中汆燙，撈起，洗淨；胡蘿蔔削皮，洗淨切塊。將以上材料放入鍋中，加水蓋過材料，以大火煮開，轉小火續煮30分鐘，加鹽調味即可。

◎功效：滋補肝腎，健脾和胃

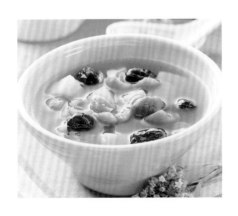

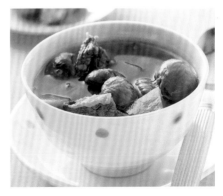

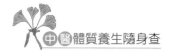

宜吃食物

黃豆
益氣補虛的優選食材

特別推薦 **辣椒黃豆**

◎材料：黃豆400克，青辣椒、紅辣椒各1個，鹽5克，雞粉3克，蔥花、蒜片、薑末、食用油各適量

◎做法：青、紅椒切丁，黃豆洗淨清水泡發。鍋中水燒開後放入黃豆煮熟，撈起瀝乾水分。鍋中留少許底油，放入蒜、薑爆香，加入黃豆、辣椒炒熟，調入鹽、雞粉炒勻，撒上蔥花即可。

◎功效：溫中補氣，改善食欲

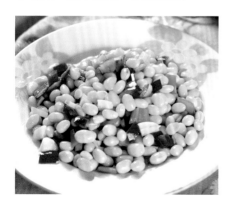

小米
最佳健脾補氣穀物

特別推薦 **紅薯小米粥**

◎材料：小米90克，紅薯20克，白糖適量

◎做法：紅薯去皮洗淨，切小塊；小米入清水中泡發，洗淨。鍋置火上，注入適量清水，放入小米，用大火煮至米粒綻開。放入紅薯，用小火煮至粥濃稠，最後加入白糖調味即可。

◎功效：生津止渴，健胃消食

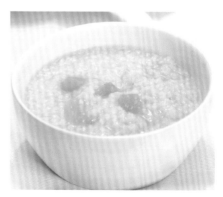

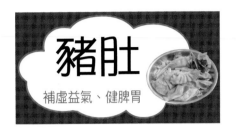

豬肚

補虛益氣、健脾胃

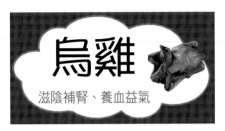

烏雞

滋陰補腎、養血益氣

特別推薦 西芹白果脆肚

◎材料：西芹300克，豬肚200克，紅椒、白果各100克，鹽3克，雞粉1克，食用油適量

◎做法：豬肚處理乾淨，切條，汆沸水，撈出瀝乾；紅椒、西芹洗淨，切片；白果洗淨。鍋中倒油燒熱，下入白果、紅椒和西芹炒熟，加豬肚炒勻，下鹽和雞粉炒至入味即可。

◎功效：健脾潤肺，養心安神

特別推薦 白果蓮子烏雞湯

◎材料：白果30克，蓮子150克，烏雞腿1支，鹽3克

◎做法：雞腿洗淨，剁塊，入沸水汆燙，撈出再沖淨；蓮子洗淨。雞腿塊放入鍋中，加水至蓋過材料，以大火煮開，轉小火煮20分鐘，加入蓮子，續煮15分鐘，再加入白果煮開，最後加鹽調味即成。

◎功效：滋陰清熱，補虛養血

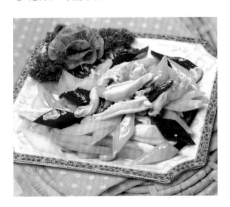

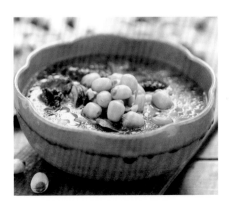

宜吃食物

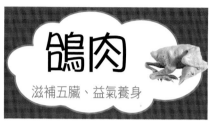

鴿肉

滋補五臟、益氣養身

特別推薦 五彩鴿絲

◎材料：鴿肉300克，筍絲、胡蘿蔔、青椒、萵筍、芹菜、薑片、食用油、澱粉、鹽各適量

◎做法：鴿肉洗淨切絲，加鹽、澱粉抓勻。鍋中加油燒熱，將鴿肉絲滑熟，盛出；留少許底油，將筍絲、胡蘿蔔絲、青椒絲、萵筍絲、芹菜段翻炒熟，倒入鴿肉，炒勻，加鹽調味、少許水澱粉勾芡即可。

◎功效：清熱解毒，生津止渴

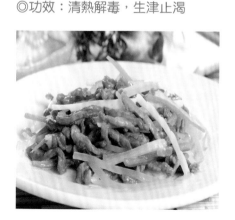

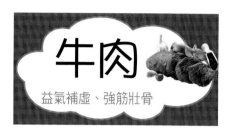

牛肉

益氣補虛、強筋壯骨

特別推薦 黃芪牛肉蔬菜湯

◎材料：黃芪25克，牛肉500克，蕃茄2個，青花菜、馬鈴薯各1個，鹽5克

◎做法：牛肉洗淨切塊，汆水；蕃茄、馬鈴薯切塊；青花菜切小朵、去硬皮。將牛肉塊、蕃茄塊、馬鈴薯和黃芪一起入鍋，加水蓋過材料，煮30分鐘，再加入青花菜，稍煮後調味即可。

◎功效：補氣養血，補益五臟

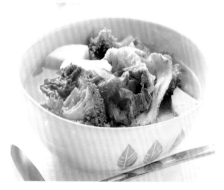

扁豆

增強免疫、補充氣血

豇豆

健脾養胃、理中益氣

(特別推薦) **扁豆芡實粥**

◎材料：糯米100克，扁豆、芡實、山藥各適量，白糖10克

◎做法：扁豆洗淨；山藥去皮洗淨，切塊；芡實洗淨泡發；糯米洗淨，浸泡1小時後撈起瀝乾。鍋置火上，注水後，放入糯米、芡實、扁豆，用大火煮至米粒開花，再放入山藥，改用小火熬至粥成，放入白糖調味即可。

◎功效：清熱解暑，健脾補虛

(特別推薦) **肉末豇豆**

◎材料：豇豆300克，瘦肉、紅椒各50克，薑末、蒜末各10克，食用油、鹽、雞粉各適量

◎做法：豇豆擇洗乾淨，切小段；瘦肉洗淨切末；紅椒洗淨，切碎。鍋內倒適量油燒熱，放入肉末炒香，加入紅椒、薑末、蒜末一起炒出香味，放入豇豆翻炒至熟，調入鹽、雞粉，炒勻入味即可出鍋。

◎功效：開胃消食，補腎利濕

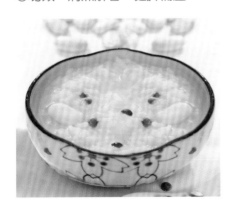

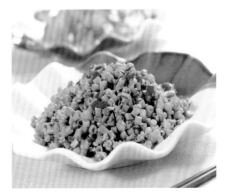

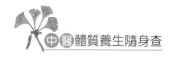

忌吃食物

⊘ 山楂

山楂能破氣消食，但氣虛體質者不宜吃行氣破氣之物。此外，氣虛體質者脾胃功能較弱，不宜食用，否則會加重病情。

⊘ 佛手柑

佛手柑能行氣導滯，而氣虛者有內臟下垂的症狀，食用佛手柑後會加重氣虛症狀。佛手柑性溫熱，多食易生痰助火，肺氣虛者多有痰、多咳嗽症狀，所以禁食。

⊘ 檳榔

降氣破滯是檳榔的特長，降瀉至極下之處，氣虛體質吃檳榔會加重氣往下行走，使得氣虛表現更為嚴重。

⊘ 烏梅

烏梅，味酸，多食易損腎；性溫，多食易生痰助火，故咳嗽痰多者慎食。而肺氣虛者，咳嗽無力，動輒易喘，活動加重，食用烏梅會加重病情，對健康不利。

⊘ 薄荷

氣虛者肌表不固，腠理疏鬆，易汗出，風邪乘虛而入易致病。薄荷發汗解表，解表和固表是一個相反的概念，氣虛者食用薄荷後會加重汗出，對健康極為不利。

⊘ 蘿蔔纓

蘿蔔纓是行氣破氣之品，而氣虛體質者平素有氣短懶言，「氣不夠用」等現象，若食用蘿蔔纓會加重氣虛症狀，對身體健康極為不利。

⊘ 蘿蔔

蘿蔔是行氣破氣之物，對於氣虛體質者而言，其本身就是氣不足，所以不宜食用。

⊘ 苦瓜

苦瓜性味苦寒，易耗氣下氣，多食易損脾敗胃，脾胃虛寒、慢性胃腸炎患者應少食或不食。氣虛體質者臟腑、脾胃功能較弱，食用苦瓜會加重脾胃不適症狀。

⊘ 芥菜

芥菜是溫熱性質的食物，食用後易生痰助火，對於氣虛體質的肺氣虛者，其平素咳嗽無力，食用芥菜後會加重症狀。

⊘ 薤白

薤白性屬溫熱，食用後易誘發熱病，對氣虛體質者不利，特別是肺虛咳嗽患者。

⊘ 柿子

柿子會刺激腸胃，胃弱及外感風寒咳嗽者不宜食用。氣虛者臟腑功能較弱，食後不利健康。柿子性寒涼，會引起飽脹嘔吐、反酸腹痛等症狀，不宜食用。

⊘ 柚子

柚子性寒，脾虛泄瀉的人食用會腹瀉，氣虛者體質偏寒，不宜食用。柚子中含有一種活性物質，對腸道的一種酶有抑制作用，氣虛者臟腑功能較弱，食用後會加重病情。

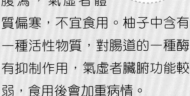

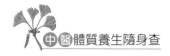

特效穴位速查

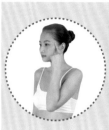

按摩太陽穴

取穴方法：位於眉梢和外眼角中間向後一橫指凹陷處。

按摩方法：將手掌貼在頭上，以拇指指肚分別按在兩邊太陽穴上，稍用力沿逆時針方向各按揉20次。

功效：能清肝明目、通絡止痛，對氣虛引起的失眠、健胃、頭痛等症有調理功效。

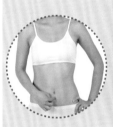

按摩氣海穴

取穴方法：位於下腹部，前正中線上，當臍下1.5寸。

按摩方法：操作者用手指指腹垂直點按氣海，並向兩側撥動，力道略重，各按揉1～3分鐘。

功效：益氣助陽、調經固經，適用於氣喘臟器虛憊，肌體羸瘦，四肢力弱，失眠，神經衰弱等症。

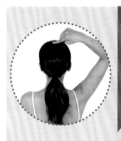

按摩百會穴

取穴方法：正坐或俯伏，在後髮際中點上7寸；或與兩耳尖連線的交點處取穴。

按摩方法：用大拇指指腹揉按百會60～100次，可長期按摩。

功效：熄風醒腦、升陽固脫，適用於眩暈、健忘、頭痛、頭脹、脫肛等症。

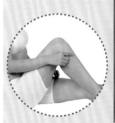

艾灸足三里穴

取穴方法：位於外膝眼下3寸，距脛骨前脊1橫指。

艾灸方法：將艾條一端點燃，在距離足三里2～3公分處施灸，每次灸10～15分鐘，至皮膚紅熱溫潤為度，每日1次，10次為一療程。

功效：健脾和胃，扶正培元，為強身健體要穴。

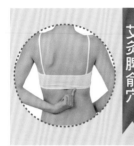

艾灸脾俞穴

取穴方法：位於背部當第11胸椎棘突下，旁開1.5寸。

艾灸方法：將艾條一端點燃，在距離脾俞穴2～3公分處施灸，每次灸10～15分鐘，至皮膚紅熱溫潤為度，隔日1次。

功效：健脾和胃、利濕升清，對於消化系統疾病及貧血、營養不良、月經不調，糖尿病等有治療作用。

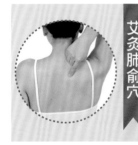

艾灸肺俞穴

取穴方法：第三胸椎棘突下，旁開1.5寸。

艾灸方法：將艾條點燃，在距離穴位2寸左右，至皮膚紅潤為止，每次30分鐘，連續10～15天為一個療程。

功效：培補肺陰、清熱理氣，治氣虛引起的潮熱、盜汗、咳嗽、氣喘等症。

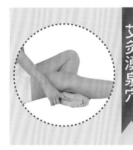

艾灸湧泉穴

取穴方法：俯臥或仰臥位，在足心前三分之一的凹陷處取穴。

艾灸方法：將艾條點燃，對準雙側湧泉穴，艾條距離穴位2寸左右，至皮膚紅潤為止，連續10～15天為一個療程。

功效：固本培元、滋陰益腎，治休克、失眠、神經性頭痛及多尿等症。

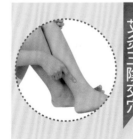

艾灸三陰交穴

取穴方法：位於小腿內側，當足內踝間上3寸，脛骨內側緣後方。

艾灸方法：將艾條點燃，在距離三陰交2～3公分處施灸。

功效：健脾胃、益肝腎、調經帶，治腸鳴腹痛、月經不調、心悸、失眠、陰虛等。

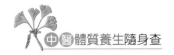
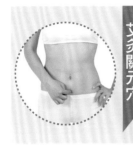

艾灸關元穴

取穴方法：在下腹部，前正中線上，當臍下3寸。

艾灸方法：將艾條點燃，在距離關元穴2～3公分處施灸，每次灸10～15分鐘，至皮膚紅熱溫潤為度，每日1次。

功效：培補元氣、導赤通淋，治久瀉不止、滑精、腰痛、氣淋等氣虛導致的病症。

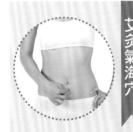

艾灸氣海穴

取穴方法：在下腹部，前正中線上當臍中下1.5寸。

艾灸方法：將艾條點燃，在距離氣海穴2～3公分處施灸，每次灸10～15分鐘，至皮膚紅熱溫潤為度，每日1次。

功效：益氣助陽、調經固經，治瀉痢不止、遺尿、陽痿、遺精、崩漏、氣喘、四肢力弱等。

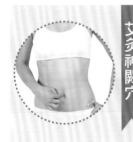

艾灸神闕穴

取穴方法：在腹中部，臍中央。

艾灸方法：將艾條點燃，選用溫和灸法，在距離神闕穴2～3公分處施灸，至皮膚紅熱溫潤為度，隔日一次。

功效：溫陽救逆、利水固脫，治療久泄不止、脫肛等。

第三篇 陰虛體質自我調養隨身查

　　陰陽互為表裡，陽主外，陰主內。陰陽失衡，身體就會出現一系列不健康的情況。陰虛體質者會有口渴、口乾、失眠、皮膚無光澤、盜汗、便秘等症狀。

　　本篇介紹了陰虛體質的基礎知識及飲食調養要領，標明了有利於陰虛體質食用的滋陰清熱佳品，及陰虛體質慎吃的辛辣傷陰食物，並列舉了調理陰虛體質的特效穴位。

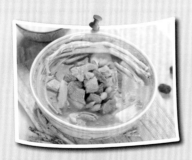
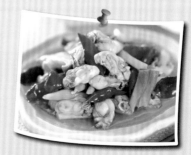

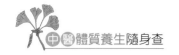
陰虛體質特徵速查

　　陰虛體質者先天稟賦不足，後天調養不當，久病不癒就容易造成陰虛體質。腎在中醫的五行中屬水，當人體內腎「水」不足時，身體就會乾燥。每個臟器都需要工作、運動，如果缺少了腎水的滋潤，就易生內熱症狀。

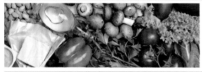
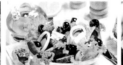
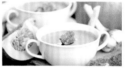

● 陰虛體質的特徵描述

　　總體特徵：陰液虧少，以口燥咽乾、手足心熱等虛熱表現為主要特徵。或伴有乾咳少痰、潮熱盜汗；或心悸健忘、失眠多夢；或腰酸背痛、眩暈耳鳴、男子遺精、女子月經量少；或脅痛、視物昏花。

　　形體特徵：體形瘦長，容易面頰泛紅或發熱，皮膚偏乾，容易生皺紋。

　　常見表現：手足心熱，口燥咽乾，鼻微乾，喜冷飲，大便乾燥，舌紅少津，脈細數。

● 陰虛體質的形成原因

　　1.先天不足：母親陰血不足導致子代陰液也會虛少。

　　2.長期心情壓抑不舒展：因為不能正常發洩則鬱結而化火，化火就會向身體內部燃燒消耗，使陰液受到損害。

　　3.心臟功能不好：長期心臟功能不好及高血壓患者服用利尿藥過多，都會促生或加重陰虛體質。

　　4.女性特殊的生理功能：月經、帶下或生產時大量失血，給嬰兒哺乳分泌的乳汁，都屬於陰血範圍。要消耗的物質以血為

主，血屬於陰，女性一生中消耗陰血也容易形成陰虛體質。

5.長期發熱：某些慢性疾病如果表現為長期發熱，就易於在熱退之後出現陰虛體質。汗為陰液，發熱時不停地出汗最易導致人體陰液耗傷。

● 陰虛體質臟腑功能的弱點

心為君主之官，對於人體，如果心火保持在正常的範圍內，那麼臟腑就會順安，人體陰陽就能平衡。如果心火過旺，那麼相火便會妄動，致人的精氣易耗易損，所以陰虛體質者內火大。

如果寒邪過盛，身體內表現出的就是熱證、熱病。這種熱證、熱病實際上是由體內寒氣過重引起的。如果身體內的寒濕重，就會傷腎，引起腎陽不足、腎氣虛等症狀，造成各臟器功能下降，血液虧虛。每個臟器都需要工作、運動，如果缺少了腎水的滋潤，就容易生熱。

● 陰虛體質飲食調養要領

1.陰虛體質者可以在日常飲食中多吃一些富含水分的水果，如石榴、西瓜、梨、楊桃等。石榴可達到健胃提神、增強食欲、益壽延年之功效；西瓜性寒解熱，生食能解渴生津，解暑熱煩躁。但也不是任何水果都可以多吃，櫻桃、桂圓、荔枝、榴槤等水果是溫熱水果，所以要少吃或者儘量不吃。

2.陰虛體質者可以在日常飲食中多吃一些蔬菜，如生蓮藕、冬瓜、絲瓜、苦瓜等。鮮蓮藕非常適合陰虛內熱的人食用，在夏天可以用來榨汁，可補脾健胃、生津解熱。但蒜、韭菜等燥熱食品，會損耗體內津液，不宜食用。

3.大多調味料都不適合陰虛體質者食用，如花椒、茴香、辣椒等溫熱的、辛辣的、香濃的食物。

4.菊花、板藍根、羅漢果、百合、玉竹等中藥比較適合陰虛體質者食用，有滋陰清熱的功效。

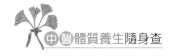

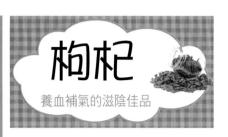

枸杞

養血補氣的滋陰佳品

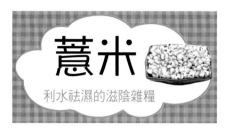

薏米

利水祛濕的滋陰雜糧

宜吃食物

（特別推薦）**山藥薏米枸杞湯**

◎材料：薏米50克，山藥25克，枸杞10克，生薑、冰糖各適量

◎做法：山藥削去外皮，洗淨，切塊；薏米入清水泡發，洗淨；枸杞洗淨。鍋中加水適量，將以上備好的材料放入鍋中，加入生薑，大火煮開，再轉小火煲約1.5小時，加入冰糖調味即可。

◎功效：健脾補氣，止瀉止帶

（特別推薦）**百合半夏薏米湯**

◎材料：薏米50克，百合10克，半夏15克，冰糖適量

◎做法：半夏、薏米、百合洗淨，入清水浸泡後洗去雜質。鍋中注入適量清水，以大火煮開，加入半夏、薏米、百合，煮至薏米開花，再次煮開後轉小火慢煮至熟爛，加入冰糖調味即可。

◎功效：養心潤肺，止咳化痰

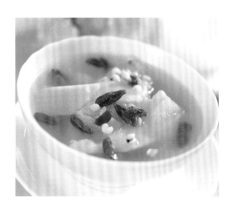

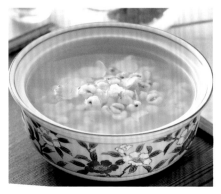

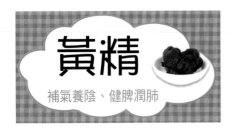

黃精

補氣養陰、健脾潤肺

(特別推薦) 黃精海參燉乳鴿

◎材料：乳鴿1隻，黃精、枸杞、海參少許，鹽適量

◎做法：乳鴿處理乾淨，用沸水汆透，撈出備用；海參洗淨，泡發。將乳鴿、黃精、海參、枸杞及適量清水放入瓦煲，大火煮沸後改小火煲2小時，加鹽調味即可。

◎功效：溫補腎陽，補虛抗衰

麥冬

陰生津、潤肺清心

(特別推薦) 黨參麥冬瘦肉湯

◎材料：瘦肉300克，山藥200克，黨參15克，麥冬10克，薑、鹽、雞粉各適量

◎做法：瘦肉洗淨，切塊，汆水；山藥、生薑去皮切片。鍋中注水煮沸，放入瘦肉、黨參、麥冬、山藥、生薑，小火燉至熟爛，加入鹽、雞粉調味即可。

◎功效：滋陰潤燥，健脾和胃

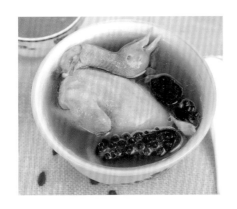

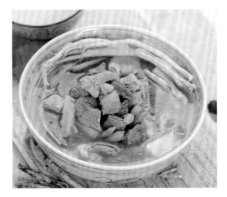

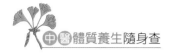
宜吃食物 👍

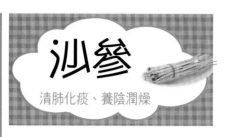

沙參

清肺化痰、養陰潤燥

(特別推薦) 沙參豬肚湯

◎材料：豬肚半個，薏米、蓮子各50克，北沙參25克，芡實、茯苓各20克，鹽適量

◎做法：豬肚反復洗淨，沸水汆燙、切塊；芡實、薏米淘淨，泡發；蓮子、北沙參、茯苓洗淨。將所有材料放入湯鍋，加水煮沸，轉小火慢燉約30分鐘，待豬肚熟爛，加鹽調味即可。

◎功效：養心潤肺，健脾止瀉

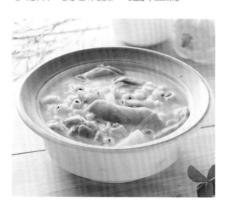

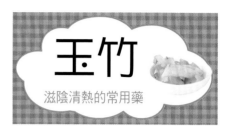

玉竹

滋陰清熱的常用藥

(特別推薦) 玉竹黨參鯽魚湯

◎材料：鯽魚1條，胡蘿蔔半根，玉竹、黨參各15克，薑片、鹽各適量

◎做法：鯽魚宰殺處理乾淨，過油煎香；胡蘿蔔去皮洗淨，切片；玉竹、黨參洗淨。將所有材料放入湯鍋中，加水煮沸後，轉小火燉2小時，撇去浮沫，出鍋前加鹽調味即可。

◎功效：健脾益氣，滋陰生津

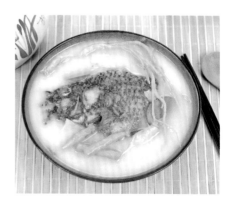

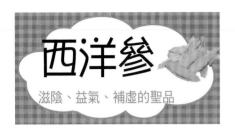

西洋參

滋陰、益氣、補虛的聖品

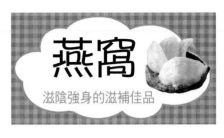

燕窩

滋陰強身的滋補佳品

（特別推薦）西洋參無花果甲魚湯

◎材料：甲魚1隻，無花果20克，西洋參10克，紅棗5個，鹽適量

◎做法：甲魚處理乾淨，放入鍋中，加水，水沸後將甲魚撈出，剔去表皮、內臟，洗淨；西洋參、無花果、紅棗、生薑洗淨。砂鍋注水，煮沸後加入所有材料，大火煮沸後改小火煲3小時，加鹽調味即可。

◎功效：潤肺止咳，防癌抗癌

（特別推薦）燕窩杏仁粥

◎材料：大米100克，燕窩適量，杏仁5克，蔥花少許，冰糖10克

◎做法：大米泡發洗淨；燕窩用溫水泡漲後，揀去燕毛雜質，用溫水漂洗乾淨。鍋置火上，放入大米，倒入清水，煮至米粒開花；放入燕窩、南杏仁同煮至粥熟，調入冰糖煮至溶化即可。

◎功效：滋陰潤肺，止咳化痰

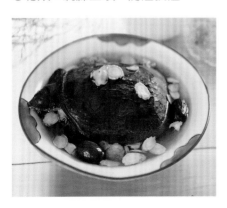

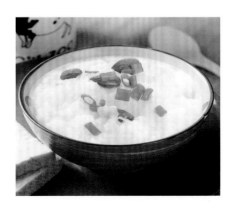

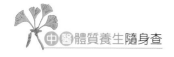
宜吃食物

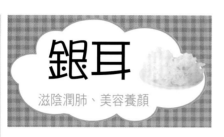

銀耳

滋陰潤肺、美容養顏

 特別推薦 牛奶水果銀耳湯

◎材料：牛奶300毫升，水發銀耳100克，奇異果1個，聖女果5顆

◎做法：銀耳充分浸泡、洗淨切碎，加入牛奶中，以中小火邊煮邊攪拌，煮至熟軟，熄火待涼裝碗；聖女果洗淨，對切成兩半；奇異果削皮、切丁，一同加入牛奶中拌勻即可。

◎功效：滋陰健脾，降脂降壓

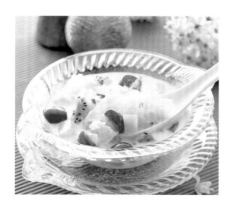

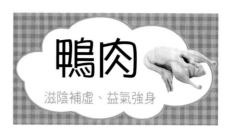

鴨肉

滋陰補虛、益氣強身

特別推薦 苦瓜炒鴨丁

◎材料：苦瓜、鴨肉各150克，甜椒25克，鹽、雞粉、食用油各適量，生抽10毫升

◎做法：苦瓜洗淨，剖開去瓤，切丁，沸水汆燙；甜椒、鴨肉洗淨，切丁。炒鍋上火，加油燒至七成熱，先下鴨肉炒熟，再下苦瓜、辣椒炒勻，加鹽、雞粉、生抽調味，炒勻即可。

◎功效：滋陰清熱，消腫利尿

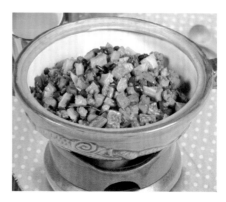

牡蠣
滋陰益腎的優選食材

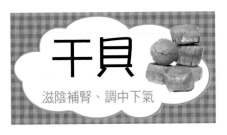

干貝
滋陰補腎、調中下氣

特別推薦 生炒牡蠣

◎材料：牡蠣12顆，甜椒50克，香菇5朵，蔥、薑、蒜、食用油、上湯、蠔油、鹽、澱粉各適量

◎做法：牡蠣去殼、去腸，汆熟；甜椒、香菇切塊；將上湯、蠔油、澱粉兌成芡汁。油鍋燒熱，放牡蠣肉炒熟，加甜椒、香菇、蔥、薑、蒜翻炒，用芡汁勾芡即成。

◎功效：滋陰補腎，養心安神

特別推薦 蓮子干貝燴冬瓜

◎材料：冬瓜500克，蓮子20克，水發干貝100克，鹽、芝麻油、水澱粉各適量

◎做法：蓮子洗淨，入清水充分浸泡，煮熟後備用；冬瓜去皮、去子，切片。鍋內倒少許清水，放干貝和蓮子煮沸後轉中火，再放入冬瓜片拌炒片刻，蓋上鍋蓋續煮5分鐘，加入鹽、芝麻油炒勻，勾芡即可。

◎功效：滋陰補腎，潤燥生津

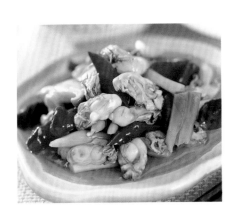

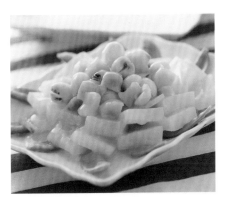

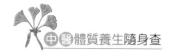

宜吃食物

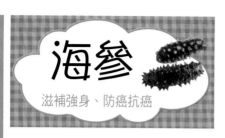

海參
滋補強身、防癌抗癌

馬蹄
清熱解毒、涼血生津

（特別推薦）**大米海參粥**

◎材料：大米100克，水發海參20克，蔥花適量，鹽3克，雞粉2克

◎做法：大米淘洗乾淨，用清水浸泡；海參處理乾淨，切成小塊。鍋置火上，注入適量清水，放入大米，大火煮沸，轉小火煮至五成熟，再放入海參煮至粥將成，加鹽、雞粉調味，撒上蔥花即可。

◎功效：補腎壯陽，調節免疫

（特別推薦）**馬蹄煲龍骨**

◎材料：龍骨300克，馬蹄、胡蘿蔔各100克，鹽、雞粉、料酒、高湯各適量

◎做法：胡蘿蔔洗淨，切滾刀塊；龍骨斬件，汆沸水，撈出沖淨瀝乾；馬蹄洗淨。將高湯、馬蹄、龍骨、胡蘿蔔、薑片、料酒放入鍋中，煲1小時，調味即可。

◎功效：滋陰生津，清熱解暑

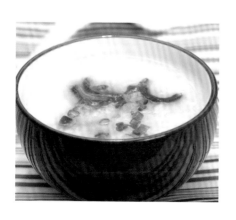

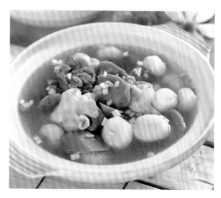

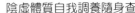

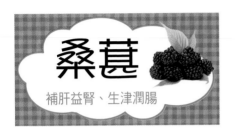

桑葚
補肝益腎、生津潤腸

梨
潤肺止咳、滋陰美容

特別推薦 桑葚牛骨湯

◎材料：牛肋排350克，桑葚、枸杞各30克，薑片、料酒、鹽各適量

◎做法：牛排骨洗淨斬塊，汆燙去血水，沖淨備用；桑葚、枸杞洗淨，泡軟。湯鍋加入適量清水，放入牛排骨、薑片、料酒，用大火煮沸後撇去浮沫，加入桑葚、枸杞，改小火燉2小時，加鹽調味即可。

◎功效：健脾和胃，養血生津

特別推薦 百合雪梨粥

◎材料：糯米90克，雪梨、百合、冰糖各20克

◎做法：雪梨去皮洗淨，切片；百合洗淨、清水浸泡至軟；糯米淘洗乾淨，浸泡半小時。鍋內加水煮沸，放入糯米、百合，煮至米粒綻開，放入雪梨，改用小火煮至粥成，放入冰糖融化，攪拌均勻即可。

◎功效：滋陰潤肺，止咳化痰

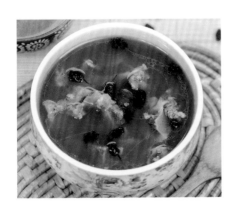

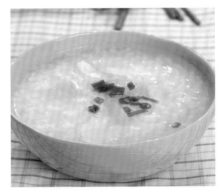

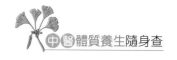

⊘ 羊肉

羊肉是溫熱燥性食物，陰虛體質者體內陽氣偏盛，易出現便秘、口渴乾枯等，若食用羊肉，極易加重陰虛體質的症狀。

⊘ 韭菜

韭菜性溫熱，過食會加重內熱，從而加重煩躁、疑慮、出汗、口渴等症狀。韭菜中含草酸成分，會與體內的鈣反應，導致鈣的流失，還易出現骨質疏鬆的症狀。

⊘ 桂皮

桂皮性熱，過食易上火，易積熱生燥，出現熱性病等。陰虛者陰液不足，體內津液枯少，有內熱生火的表現，食用後會加重其症狀。

⊘ 胡椒

胡椒性熱，過食易「損肺、發瘡、齒痛、目昏」，陰虛者食用後無疑會加重其陰虛症狀。

⊘ 花椒

花椒性味辛熱，有小毒，過食易上火，易助痰生熱。花椒具有一定的燥性，陰虛體質者食用花椒後會耗損陰液，加重陰虛症狀。

⊘ 大蒜

過食大蒜，口中易產生異味，導致口臭。陰虛者有口乾、口渴、口臭的現象，食後會加重其症狀。

⊘ 茴香

茴香為辛辣刺激的調料，過食可使心跳加快、血壓升高。陰虛者陰液不足，津血減少，食用茴香會導致血液黏稠，出現血脂、血壓偏高。

⊘ 香菜

香菜辛溫香竄，陰虛者本身陰虛，陽氣偏盛，食後會加重陰液的耗損，從而加重陰虛症狀。由於其性熱發散，食用後會加重陰虛內熱的現象。

⊘ 丁香

丁香性熱，過食易上火，易積熱生燥，助痰生熱。陰虛者津液耗損較重，有內熱的表現，食用後會更加耗損陰液，加重其內熱的症狀。

⊘ 辣椒

辣椒性熱、味辛，陰虛者過食燥熱食物，易耗損津液，加重陰虛的症狀。辣椒所含的辣椒素可使心跳加快、循環血液量劇增、血壓升高，不適合陰虛體質者食用。

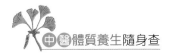
特效穴位速查

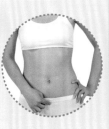

按摩中極穴

取穴方法：位於下腹部，前正中線上，當臍中下4寸。

按摩方法：用手指指尖順時針按揉3～5分鐘，可隨時操作。

功效：益腎興陽、通經止帶，長期按摩可改善精力不濟、月經不調等。

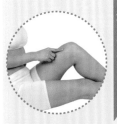

按摩血海穴

取穴方法：位於大腿內側，髕底內側端上2寸，當股四頭肌內側頭的隆起處。

按摩方法：用手指指腹垂直按揉血海，有酸脹、痛感，先左後右，也可兩側同時進行，按揉1～3分鐘。

功效：調經統血、健脾化濕，治療貧血、胃痛等。

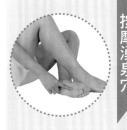

按摩湧泉穴

取穴方法：在足心前三分之一的凹陷處。

按摩方法：用手指指腹垂直按揉湧泉穴，有酸脹、痛感，可兩側同時進行，按揉1～3分鐘。

功效：益肝腎、調經帶，治療月經不調、陰虛、神經衰弱等。

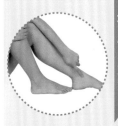

按摩照海穴

取穴方法：在內踝正下緣之凹陷處取穴。

按摩方法：用手指指腹按揉照海穴，以酸脹感為佳，可兩側同時進行，按揉1～3分鐘。

功效：滋陰清熱、調經止痛，治急性扁桃體炎、慢性咽喉炎、神經衰弱、失眠等。

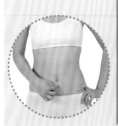

艾灸氣海穴

取穴方法：位於下腹部，前正中線上，當臍下1.5寸。

艾灸方法：將艾條點燃，選用溫和灸法，在距離氣海穴2～3公分處施灸，至皮膚紅熱溫潤為度，每天1次。

功效：益氣助陽、調經固經，治下腹疼痛、大便不通、泄痢不止、陽痿、遺精、滑精、閉經等。

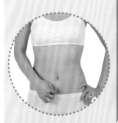

艾灸關元穴

取穴方法：位於下腹部，前正中線上，當臍下3寸。

艾灸方法：將艾條點燃，在距離關元穴2～3公分處施灸，每次灸10～15分鐘，至皮膚紅熱溫潤為度，每天1次。

功效：培補元氣、導赤通淋，治少腹疼痛、遺精、陽痿虛癆冷憊、羸瘦無力、眩暈神經衰弱等。

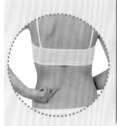

艾灸腎俞穴

取穴方法：位於第2腰椎棘突下旁開1.5寸。

艾灸方法：將艾條點燃，選用溫和灸法，在距離腎俞穴2～3公分處施灸，至皮膚紅熱溫潤為度。

功效：益腎助陽、強腰利水。可改善腰膝酸軟、月經不調、水腫等。

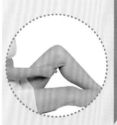

艾灸陰陵泉穴

取穴方法：正坐屈膝或仰臥位，在脛骨內側髁後下方約脛骨粗隆下緣平齊處取穴。

艾灸方法：將艾條點燃，選用溫和灸法，在距離陰陵泉2～3公分處施灸，每次灸15分鐘，隔日一次。

功效：清利溫熱、健脾理氣、益腎調經。

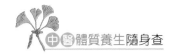
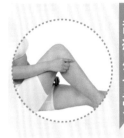

刮痧足三里穴

取穴方法：位於外膝眼下3寸，距脛骨前脊1橫指。

刮痧方法：用面刮法刮拭穴位，以潮紅發熱即可，隔天1次，可治療嘔吐、腹脹、腸鳴、消化不良等。

功效：調理脾胃、補中益氣，為強壯要穴，治嘔吐、腹脹、消化不良等症。

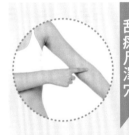

刮痧尺澤穴

取穴方法：手掌向上，微屈肘，在肘橫紋上，肱二頭肌腱橈側緣處取穴。

刮痧方法：用面刮法從上向下刮拭3～5分鐘，隔天1次。

功效：清熱和胃、通絡止痛，治肺炎、支氣管炎、支氣管哮喘、咽喉腫痛等。

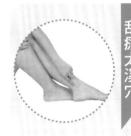

刮痧太溪穴

取穴方法：位於足內側，內踝後方，當內踝尖與跟腱之間的凹陷處。

刮痧方法：用點按法呈90°垂直刮拭太溪穴，由輕至重，逐漸加力，15～30次。每天1次。

功效：滋陰益腎、壯陽強腰，治氣喘、遺精等症。

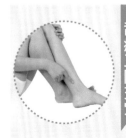

刮痧三陰交穴

取穴方法：位於當足內踝間上3寸，脛骨內側緣後方。

刮痧方法：用點按法呈90°垂直刮拭三陰交穴，由輕至重，逐漸加力，15～30次。每天1次。

功效：健脾胃、益肝腎、調經帶，治腸鳴腹痛、月經不調、心悸、失眠、陰虛。

第四篇

陽虛體質自我調養隨身查

　　當人體臟腑功能失調時易出現體內陽氣不足、陽虛生裡寒的表現。陽虛體質者會表現出平素畏冷，手足部溫，易出汗，喜熱飲食，精神不振，睡眠偏多，對於這些症狀，陽虛體質最重要的就是溫中散寒。

　　本篇介紹了陽虛體質的特徵描述、形成原因、臟腑功能的弱點、飲食調養要領、陽虛體質宜吃和慎吃的食物，並列舉了調理陽虛體質的特效穴位，為您全方位調養提供參考。

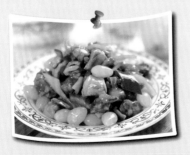
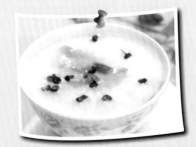

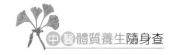
陽虛體質特徵速查

　　人體稟受父母的先天之氣，與後天自身脾胃運化水穀之氣結合形成陽氣。當某一方出現偏盛或偏衰時，人體的平衡也會被打破。陽氣是人體生命活動的最基本物質，如果陽氣虧虛，就會引起人體生理活動減弱和衰退，導致身體禦寒能力下降。

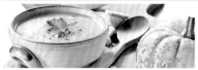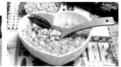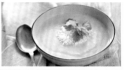

● 陽虛體質的特徵描述

　　總體特徵：陽虛體質者往往陽氣不足，以畏寒怕冷、手足不溫、易出汗、精神不振、睡眠偏多等虛寒表現為主要表現特徵。

　　形體特徵：肌肉鬆軟不實。

　　常見表現：男性多表現為疲倦怕冷、四肢冰冷、唇色蒼白、少氣懶言、嗜睡乏力、遺精；女性常會有白帶清稀、容易腹瀉、排尿次數頻繁、性欲衰退等症狀表現。

● 陽虛體質的形成原因

　　1.遺傳：先天稟賦，和家族的遺傳是密切相關的。

　　2.父母結婚晚：父母結婚晚，生育太晚，這個也有可能形成陽虛體質。

　　3.懷孕時吃太多涼食物：中醫說「產前一盆火，產後一盆冰」，完全是兩種體質，很多婦女在懷孕時吃太多寒涼的食物，對胎兒就會造成影響，從而有可能形成陽虛體質。

　　4.幼兒時期服用太多藥物：如果在幼兒時期經常用過量的抗生素、激素及清熱解毒的藥物，損傷人體陽氣，這也有可能會形

成陽虛體質。

5.飲食習慣不合理：有很多人平時喜歡吃太多的冷飲、冰凍的水果，尤其是在炎熱夏季，常食會讓體內陽氣受到損耗，從而可能形成陽虛體質。

6.性生活太頻繁：過度的性生活，縱欲過度，會使元陽消耗過多，就會導致陽虛體質。

● **陽虛體質臟腑功能的弱點**

陽虛體質者由於體內寒氣過重會導致上火，寒氣過重就會造成腎氣虛弱，各臟器功能下降，氣血兩虧。寒氣會積累在體內，時間長了，人們就會覺得肌肉僵直、腰酸背痛，形成肩周炎、關節炎。另外，寒氣如果積累到一定的程度，就會侵入到經絡，造成氣滯血瘀，從而影響到氣血的運行，誘發各種反復難以治癒的病症。

● **陽虛體質飲食調養要領**

1.陽虛體質者宜吃一些溫補壯陽的水果，如荔枝、榴槤等。荔枝具有很強的溫補作用，且含有非常豐富的糖分，具有補充能量、緩解疲勞等多種症狀的功效，但食用荔枝不能過量。榴槤具有滋陰強壯、疏風清熱、補身等多種功效，富含的膳食纖維還能促進腸蠕動；榴槤性熱，可活血散寒，緩解痛經，也適合受痛經困擾的女性食用。

2.陽虛體質者可吃些溫熱補陽的食物，如羊肉、牛肉、生薑、韭菜、山藥等，可以暖胃、補陽氣。冬天時，陽虛者可適量多喝一些羊肉湯，能改善手腳冰冷、體虛等不良症狀，緩解陽虛現象。

3.陽虛體質者可在膳食中加一些溫熱的調味料，如花椒、桂皮、生薑等，煲湯時加入會使味道更鮮美，也能改善陽虛體質。

4.苦瓜、絲瓜、芹菜、竹筍等涼性蔬菜不宜食用。

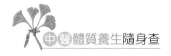

宜吃食物 👍

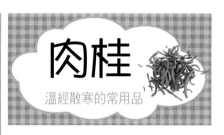

肉桂

溫經散寒的常用品

(特別推薦) **肉桂米粥**

◎材料：大米 100克，肉桂 4克，蔥花、鹽適量

◎做法：大米洗淨，入清水浸泡半小時後撈出；肉桂洗淨，入鍋加適量清水煎煮，棄渣，取汁備用。鍋內放適量清水及肉桂汁煮沸，放入大米煮沸後轉小火煮至黏稠，加鹽拌勻調味，再撒上蔥花即可。

◎功效：扶補元陽，溫經散寒

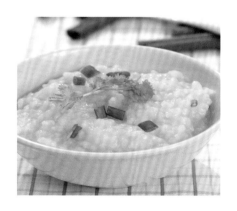

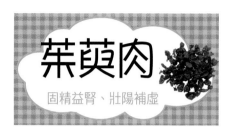

茱萸肉

固精益腎、壯陽補虛

(特別推薦) **核桃紅棗萸肉粥**

◎材料：大米80克，核桃仁、紅棗各30克，茱萸肉5克，紅糖適量

◎做法：大米洗淨，浸泡；紅棗去核切片；核桃仁、茱萸肉洗淨；茱萸肉加水，煎汁棄渣。水及藥汁煮沸，放入大米、核桃仁、紅棗同煮至粥熟，加紅糖拌勻即可。

◎功效：補益肝腎，固精止帶

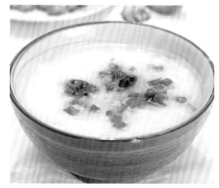

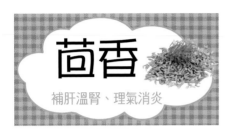

茴香

補肝溫腎、理氣消炎

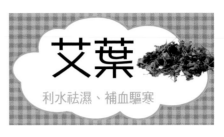

艾葉

利水祛濕、補血驅寒

特別推薦 **茴香青菜粥**

◎材料：大米100克，茴香5克，青菜適量，鹽、胡椒粉各2克

◎做法：大米洗淨，清水浸泡半小時；青菜洗淨，切絲。鍋內加適量清水煮沸，放入大米煮至米粒熟軟；加入茴香同煮至熟，再入青菜，以小火煮至濃稠狀，調入鹽、胡椒粉拌勻即可。

◎功效：溫補肝腎，理氣散結

特別推薦 **艾葉餃子**

◎材料：豬肉200克，艾葉100克，餃子皮適量，蛋清1個，蔥、薑、蒜、鹽、花生油各適量

◎做法：艾葉洗淨，沸水汆燙，瀝乾剁碎；蔥、薑、蒜剁碎。將豬肉、艾葉、蛋清、調味料、花生油攪勻成餡包成餃子，入鍋大火蒸20分鐘即可。

◎功效：養肝補血，驅寒祛濕

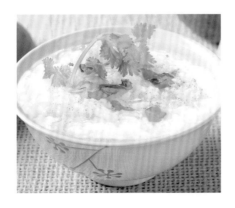

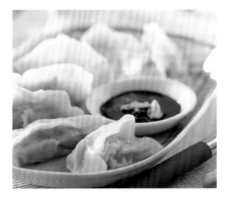

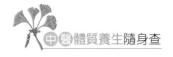
宜吃食物

蝦
壯陽補腎的優選食材

特別推薦 雙椒炒蝦仁

◎材料：蝦仁200克，核桃仁80克，青椒、紅椒各50克，鹽3克，雞粉、白醋、食用油各適量

◎做法：蝦仁去腸，洗淨；青椒、紅椒切丁。油鍋置火上，入蝦仁滑炒片刻，再放入青椒、紅椒、核桃仁炒至五成熟，加鹽、雞粉、白醋調味，加少許水炒熟即可。

◎功效：補腎壯陽，補虛安神

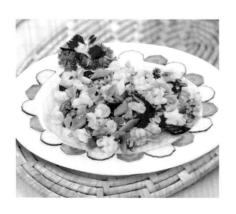

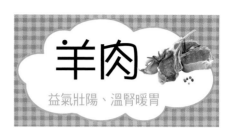

羊肉
益氣壯陽、溫腎暖胃

特別推薦 孜然羊肉薄餅

◎材料：薄餅150克，羊肉250克，洋蔥30克，熟芝麻、食用油、鹽、孜然粉、紅甜椒各適量

◎做法：羊肉洗淨，汆水後切丁；洋蔥、紅甜椒洗淨，切丁。鍋中倒入油，放入孜然粉爆香，再倒入羊肉、洋蔥、紅椒、青椒翻炒，最後倒入鹽，撒上芝麻，炒勻即可。以薄餅包裹食用。

◎功效：溫補脾胃，祛濕散寒

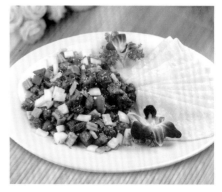

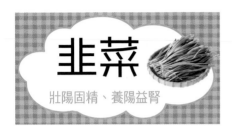

韭菜

壯陽固精、養陽益腎

（特別推薦）**韭菜花拌蝦仁**

◎材料：韭菜花150克，蝦200克，蒜5克，鹽3克，雞粉2克

◎做法：韭菜花洗淨，切段；蝦取蝦仁；蒜剁成蓉；鍋中加水燒沸，將韭菜花段和蝦仁分別焯熟後撈出。將韭菜花段和蝦仁一起裝入碗內，放入調味料拌勻即可。

◎功效：溫腎壯陽，暖宮止帶

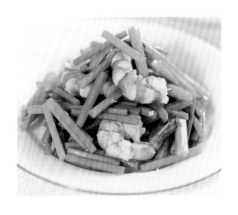

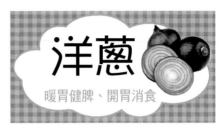

洋蔥

暖胃健脾、開胃消食

（特別推薦）**洋蔥炒豬肝**

◎材料：豬肝150克，洋蔥100克，蔥、薑、辣椒、食用油、醬油、芝麻油、鹽各適量

◎做法：豬肝洗淨切片，用鹽、醬油、料酒醃15分鐘；洋蔥切塊。熱油將辣椒、薑片炒香，放入豬肝、洋蔥炒熟，加鹽、醬油、芝麻油、蔥調味，炒勻即可。

◎功效：溫經散寒，健脾暖胃

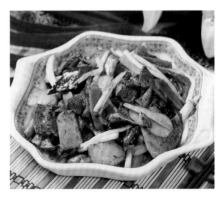

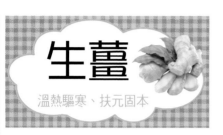

生薑

溫熱驅寒、扶元固本

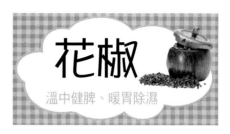

花椒

溫中健脾、暖胃除濕

特別推薦 洋蔥生薑湯

◎材料：洋蔥1個，生薑30克，蔥白、紅糖各適量

◎做法：生薑洗淨，切片；洋蔥洗淨，切大塊；蔥白洗淨，切段。鍋置火上，倒入清水煮沸，加入備好的洋蔥、生薑、蔥白煮20分鐘，加紅糖攪拌融化，趁熱飲用。

◎功效：祛風散寒，辛溫解表

特別推薦 花椒里脊肉粥

◎材料：豬里脊肉100克，大米80克，芹菜、花椒、鹽、雞粉各適量

◎做法：豬里脊肉洗淨切絲，入油鍋滑熟後撈出；大米淘淨，清水浸泡。鍋中注水，下入大米以旺火煮開，加入豬肉煮至米粒熟軟，改小火，放入花椒、芹菜粒，慢火熬成粥，加鹽、雞粉調味即可。

◎功效：健脾暖胃，除濕消炎

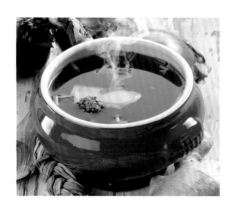

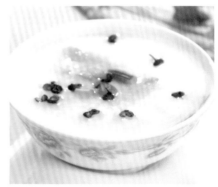

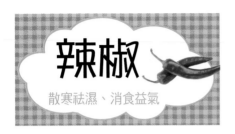

辣椒

散寒祛濕、消食益氣

特別推薦 生薑辣椒粥

◎材料：大米100克，生薑、辣椒各20克，蔥、鹽各適量

◎做法：大米洗淨，清水浸泡；辣椒切碎、生薑切絲、蔥切蔥花。鍋內添水煮沸，加入大米煮至米粒熟軟，放入辣椒、薑絲，改小火煮至粥黏稠，加鹽調味，撒蔥花即可。

◎功效：溫中散寒，開胃消食

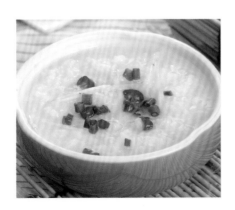

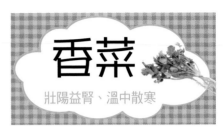

香菜

壯陽益腎、溫中散寒

特別推薦 香菜鯰魚粥

◎材料：大米100克，鯰魚肉50克，香菜末、薑絲、枸杞、料酒、芝麻油、鹽、雞粉各適量

◎做法：大米洗淨稍浸泡；鯰魚肉去刺，切片，用料酒醃漬去腥。大米放入沸水鍋中，煮至五成熟，放入魚肉、枸杞、薑絲，煮至粥熟，加鹽、雞粉、芝麻油調味，再撒上香菜末即可。

◎功效：溫經散寒，補腎壯陽

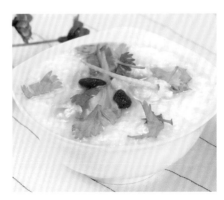

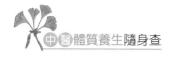

忌吃食物

⊘ 苦瓜

味苦，過量食用易引起噁心、嘔吐等。性涼，多食易傷脾胃，而陽虛體質者畏寒怕冷，食用後不利其病情恢復。

⊘ 黃瓜

性涼，胃寒者食之易致腹痛泄瀉。陽虛體質者腎陽不足，畏寒怕冷、四肢不溫，食後會加重腹痛、腹瀉的症狀。

⊘ 馬齒莧

含鉀多，食後會加重腎臟的負擔，陽虛體質者腎陽不足，食後會加重病情。性寒涼，陽虛體質者多數有脾胃虛弱、大便泄瀉等症狀，故不宜食用。

⊘ 香椿

為發物，食之易誘使痼疾復發，慢性疾病患者應少食或不食。性寒涼，易清熱解毒，陽虛體質者食後會加重其陽虛的表現。

⊘ 西瓜

性寒涼，過食易腹痛、腹瀉，食後會加重症狀。西瓜中水分和糖類成分很足，多餘的水分要經腎臟排出，會加重腎臟負擔。

⊘ 冬瓜

性寒，陽虛體質者脾胃虛弱、腹瀉便溏，食後會加重症狀。陽虛體質者與寒性體質較為接近，多數見於女子，陽虛女性月經來潮期間和痛經時，食後不利其健康。

⊘ 空心菜

性微寒，陽虛者畏寒怕冷、四肢不溫、脾胃虛弱、胃寒腹瀉，食後對健康不利。

⊘ 竹筍

過食竹筍易誘發哮喘、鼻炎、皮炎等，陽虛體質者畏寒怕冷，食後易使病情惡化。

⊘ 芥菜

性質辛辣，很容易刺激腸胃，引起腸胃不適。陽虛體質者其脾胃較為虛弱，食用芥菜後會加重其症狀，對健康不利，因此不宜食用。

⊘ 茭白

醫書記載：「茭白滑中，不可多食。性滑，發冷氣，令人下焦寒，傷陽道。」因為其能損陽道，即不利腎陽，陽虛體質者，食用茭白後會加重其症狀。

⊘ 芡實

性澀滯氣。陽虛體質者脾胃虛寒、腸胃功能較弱，食後會使病情加重。性平寒，陽虛體質者體質偏寒，食用芡實後會加重其寒性症狀。

⊘ 甘蔗

性質寒涼，脾胃虛寒、胃腹寒痛者不宜。陽虛體質者體質偏寒，有畏寒怕冷、四肢不溫、脾胃虛寒、食運不化等症狀，食用甘蔗後會加重症狀。

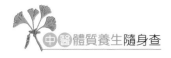

特效穴位速查

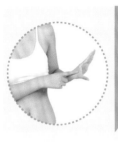

按摩合谷穴 ▶

取穴方法：以其中一手的拇指指骨關節橫紋，放在另一手拇指、食指之間的指蹼緣上，當拇指尖下即是。

按摩方法：將大拇指指尖放在合谷穴，輕重適中，以酸脹為度，每次按壓2分鐘，不拘次數。

功效：振奮陽氣，提高人體免疫力，預防疾病。

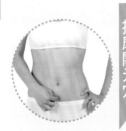

按摩關元穴 ▶

取穴方法：位於下腹部，前正中線上，當臍中下3寸。

按摩方法：用手掌根部推揉2～3分鐘，長期按摩，不拘時間。

功效：培元固本、降濁升清，治遺精、陽痿、遺尿、痛經、失眠、痢疾、脫肛等。

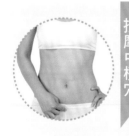

按摩中極穴 ▶

取穴方法：位於下腹部，前正中線上，當臍中下4寸。

按摩方法：用手掌根部推揉2～3分鐘，長期按摩，不拘時間。

功效：培元固本、降濁升清，治遺精、陽痿、遺尿、痛經、失眠、痢疾、脫肛等。

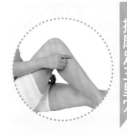

按摩足三里穴 ▶

取穴方法：位於外膝眼下3寸，距脛骨前脊1橫指。

按摩方法：用手指指腹推按1～3分鐘，以酸脹為度，可長期按摩，不拘時間。

功效：扶助正氣、調護脾胃，可改善消化不良、下肢痿痹、下肢不遂。

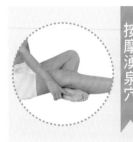

按摩湧泉穴

取穴方法：在足心前三分之一的凹陷處取穴。

按摩方法：用手指指腹垂直按揉湧泉穴，有酸脹、痛感，可兩側同時進行，按揉1～3分鐘。

功效：補腎壯陽、調經帶，治療頭暈、頭痛、昏厥、休克等症。

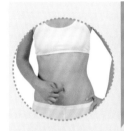

艾灸神闕穴

取穴方法：在腹中部，臍中央。

艾灸方法：將艾條點燃，選用溫和灸法，在距離神闕穴2～3公分處施灸，每次灸15分鐘，隔日1次。

功效：溫陽救逆、利水固脫，治療久泄不止、腸鳴腹痛、脫肛等症。

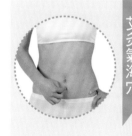

艾灸氣海穴

取穴方法：位於下腹部，前正中線上，當臍中下1.5寸。

艾灸方法：將艾條點燃，選用溫和灸法，在距離氣海穴2～3公分處施灸，每次灸10～20分鐘，隔日1次。

功效：益氣助陽、調經固經，治泄痢不止、遺尿、陽痿、閉經、崩漏、四肢力弱等。

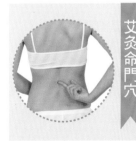

艾灸命門穴

取穴方法：位於後正中線上，第2腰椎棘突下凹陷中。

艾灸方法：將艾條點燃，在距離命門2～3公分處施灸，每次灸10～20分鐘，至皮膚紅熱溫潤為度。

功效：溫和腎陽、健腰益腎，可改善消化不良、下肢痿痹、下肢不遂等。

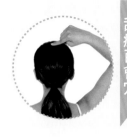

刮痧百會穴

取穴方法：兩耳尖連線的交點處取穴。

刮痧方法：用刮痧板角部刮拭百會，力度輕柔，刮拭1～2分鐘，隔天1次。

功效：熄風醒腦、升陽固脫，適用陽虛導致的頭痛、眩暈、中風、失眠、高血壓等。

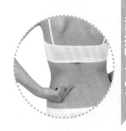

刮痧腎俞穴

取穴方法：位於腰部，第2腰椎棘突下，旁開1.5寸。

刮痧方法：用面刮法，即傾斜45°，用刮痧板的1/3邊緣接觸皮膚，從上而下刮拭腎俞穴，力度微重，出痧為度。

功效：益腎助陽、調節生殖功能，緩解胃下垂、貧血等。

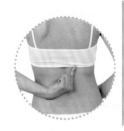

刮痧脾俞穴

取穴方法：在第11胸椎棘突下，旁開1.5寸處取穴。

刮痧方法：用面刮法，即傾斜45°，用刮痧板的1/3邊緣接觸皮膚，從上而下刮拭脾俞穴，力度微重，出痧為度。

功效：健脾和胃、利濕升清，治療營養不良、貧血等。

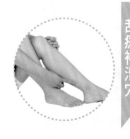

刮痧複溜穴

取穴方法：在太溪上2寸，當跟腱之前緣處取穴。

刮痧方法：用面刮法，即傾斜45°，用刮痧板的1/3邊緣接觸皮膚，從上而下刮拭複溜穴，力度微重，出痧為度。

功效：溫陽利水，調和營衛，主治多汗、無汗或少汗。

第五篇

氣鬱體質自我調養隨身查

　　氣是構成人體和維持人體生命活動的最基本物質，它對於人體有著重要的多種生理功能。中醫認為，氣鬱多由心情不舒暢所致，長期氣鬱會導致血循環不暢，嚴重影響健康。可見氣在人體生命過程和萬物生長、繁殖中有多麼重要，而氣鬱體質的調養原則就應該是疏肝理氣、調理脾胃。

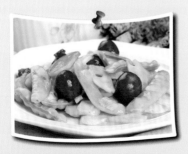

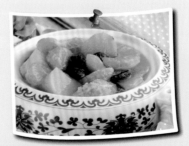

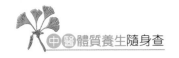
氣鬱體質的特徵速查

人體之氣是生命運動的根本和動力。生命活動的維持，必須依靠氣。當氣不能外達而結聚於內時，便形成「氣鬱」。中醫認為，氣鬱多由憂鬱煩悶、心情不舒暢所致。長期氣鬱會導致血循環不暢，嚴重影響健康。

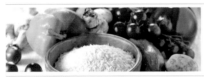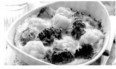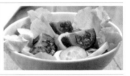

● 氣鬱體質的特徵描述

總體特徵：氣機鬱滯，以神情抑鬱、憂慮脆弱等氣鬱表現為主要特徵。

形體特徵：形體瘦者為多。

常見表現：神情抑鬱，情感脆弱，煩悶不樂，舌質紅，苔薄白，脈弦。面色發黃、無光澤。氣機鬱結明顯者，面發青黃，經常歎氣。

對外界適應力：對精神刺激適應能力較差，不適應陰雨天氣。

● 氣鬱體質的形成原因

1.先天稟賦。

2.長期情志不舒：遇到一些不順心的事，如家庭、工作、生活或人際關係等方面受到挫折，長期得不到排解，鬱悶在心而引起的氣體鬱滯。

3.幼年時的打擊：或父母離異，或寄人籬下，或父母早亡，或自信心備受打擊等，在人的心理發育不是很成熟時，受到些生活打擊，若得不到適時調整就容易氣鬱。

● 氣鬱體質臟腑功能的弱點

肝臟在人體的作用非常重要，因此肝臟一旦出現問題，便會嚴重

影響人體其他器官的健康。中醫理論中有「肝氣條達，心平氣和」，即是指肝氣調達順暢，人的精力旺盛，心平氣和，與人交往親和友善，如果肝鬱氣滯，則容易心生怒火，心情不暢。所以，氣鬱體質者必須保持通暢的心情。

肝主疏泄，氣機如果得不到疏泄的話，就是「氣閉」。氣閉就會引起很多的病理變化，譬如出現水腫、瘀血、女子閉經等症狀。如果肝氣鬱結，就會造成氣鬱體質。人有七情六欲、七情五志，也就是喜、怒、哀、樂等情緒，這些情志的抒發也要依靠肝臟功能正常。

氣鬱體質的女性月經前會有比較明顯的乳房脹痛和少腹脹痛。有的女性在月經前症狀特別明顯，不小心碰到那裡的皮膚都會感覺疼痛，這給氣鬱體質的女性帶來很大的困擾。

● 氣鬱體質飲食調養要領

1.水果類如柳丁、柑橘等可疏肝理氣，適合氣鬱體質者食用。柑橘的皮以陳者為佳，陳皮理氣健胃、燥濕化痰，用來泡水喝，對氣鬱體質者很有好處。

2.氣鬱體質者還可吃洋蔥、白蘿蔔等理氣解鬱、調理脾胃的食物。洋蔥可健胃寬中。白蘿蔔的種子、鮮根、葉均可入藥，可下氣消積；生蘿蔔含澱粉酶，能助消化，對於氣鬱體質者也有一定的食療作用。

3.大麥、高粱等五穀雜糧對於氣鬱體質者有一定的作用。大麥益氣和中、平胃止渴，而高粱可溫中利氣。煮粥時加入適量的雜糧，能有效改善氣鬱體質。

4.中藥類對於調理氣鬱體質者也會有一定的作用，如佛手、香附、柴胡等。佛手具有珍貴的藥用價值、經濟價值，具有理氣化痰、止嘔消脹、舒肝健脾、和胃等多種藥用功能。香附可理氣解鬱、調經止痛，對於女性因為氣鬱導致的月經不調和痛經，都有一定的改善作用。

柴胡
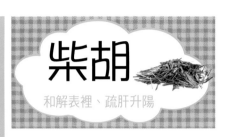
和解表裡、疏肝升陽

（特別推薦）**柴胡枸杞羊肉湯**

◎材料：羊肉、青江菜各200克，柴胡9克，枸杞10克

◎做法：柴胡洗淨，放進鍋中加4碗水熬湯，熬到約剩3碗，去渣留汁；青江菜洗淨切段，羊肉切片。枸杞放入湯中煮軟，羊肉片入鍋，並加入青江菜，待肉片熟，加鹽調味即可。

◎功效：疏肝和胃，升托內臟

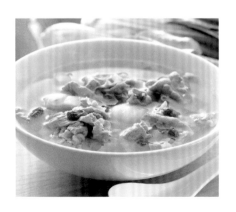

香附
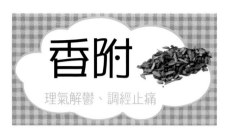
理氣解鬱、調經止痛

（特別推薦）**香附陳皮炒肉**

◎材料：豬瘦肉200克，香附9克，陳皮3克，生薑3片，鹽3克，食用油適量

◎做法：香附、陳皮洗淨泡軟，陳皮切絲；瘦豬肉洗淨，切片。鍋內放少許油，燒熱後放入豬肉片，翻炒片刻；放入陳皮、香附、生薑，加適量清水燒至豬肉熟，大火翻炒收汁，加鹽調味即可。

◎功效：疏肝理氣，消脹調經

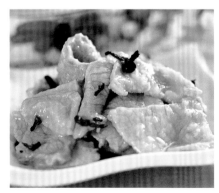

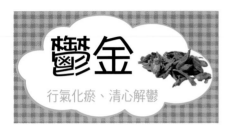

鬱金

行氣化瘀、清心解鬱

特別推薦 佛手鬱金燉乳鴿

◎材料：乳鴿1隻，佛手9克，鬱金10克，枸杞、蔥段、鹽各適量

◎做法：將乳鴿處理乾淨、沸水汆燙沖淨，其他材料分別洗淨。燉盅注入適量清水，放入佛手、鬱金、枸杞、乳鴿、蔥段，大火煲沸後改為小火，再煲2～3小時，加適量鹽調味即可。

◎功效：疏肝理氣，活血調經

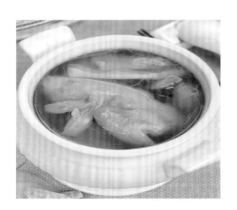

佛手柑

理氣健胃、補脾止嘔

特別推薦 佛手柑老鴨湯

◎材料：老鴨250克，佛手柑100克，陳皮、山楂、枸杞各10克，鹽、雞粉各適量

◎做法：老鴨洗淨斬塊，入沸水汆燙後取出沖淨；佛手柑切片；枸杞洗淨，浸軟；陳皮、山楂水煎取汁。鍋中放入鴨肉、佛手柑、枸杞，加適量清水，煮沸轉小火慢燉1小時，倒入藥汁，加鹽、雞粉調味，稍燉即可。

◎功效：止咳化痰，疏肝理氣

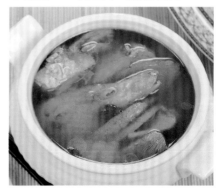

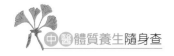

宜吃食物

陳皮

行氣鎮咳、化痰消食

（特別推薦）**陳皮暖胃肉骨湯**

◎材料：豬排骨200克，綠豆50克，陳皮10克，薑片、蔥段、胡椒粉、鹽各適量

◎做法：排骨洗淨切塊，汆燙去血水；綠豆洗淨，充分浸泡；陳皮洗淨浸軟，切絲。鍋置火上，放入薑片、綠豆、排骨、陳皮及適量清水，大火煮開，轉小火燉2小時，加鹽、胡椒粉調味即可。

◎功效：健脾理氣，清熱解鬱

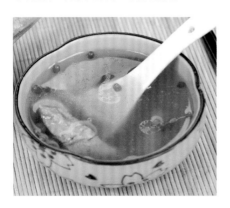

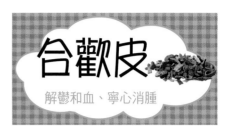

合歡皮

解鬱和血、寧心消腫

（特別推薦）**合歡皮佛手豬肝湯**

◎材料：豬肝150克，合歡皮12克，佛手10克，薑、蔥絲、鹽各適量

◎做法：豬肝切片，反復洗淨，用鹽、薑末、料酒稍醃漬。將合歡皮、佛手置於砂鍋中，加入適量清水煎煮約20分鐘，將豬肝、蔥絲、薑絲入鍋中與藥汁一起煮熟，加鹽調味即可。

◎功效：疏肝解鬱，養血安神

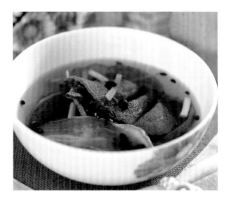

砂仁

化濕健脾、下氣止痛

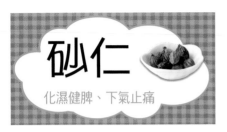

玫瑰花

舒肝解鬱、調經止痛

(特別推薦) 砂仁黃芪豬肚湯

◎材料：豬肚200克，銀耳20克，黃芪8克，砂仁6克，鹽適量

◎做法：銀耳以冷水泡發，去蒂撕成小塊；黃芪、砂仁洗淨；豬肚反復洗淨，汆燙瀝乾，切片。將豬肚、銀耳、黃芪、砂仁放入瓦煲內，大火煮沸後轉小火，煲2小時，加鹽調味即可。

◎功效：健脾化濕，行氣調中

(特別推薦) 玫瑰枸杞養顏羹

◎材料：醪糟50克，玫瑰花、枸杞、葡萄乾、杏脯各10克，冰糖、澱粉各適量

◎做法：枸杞、葡萄乾分別洗淨。鍋中加適量清水煮沸，放入醪糟、枸杞、杏脯、葡萄乾稍煮，再加玫瑰花、冰糖煮5分鐘，加入水澱粉攪拌至微黏稠即可。

◎功效：活血通絡，疏肝解鬱

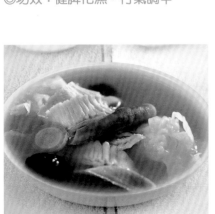

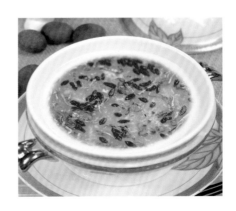

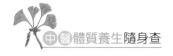

宜吃食物

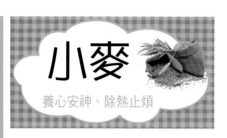

小麥
養心安神、除熱止煩

特別推薦 羊肉小麥粥

◎材料：羊肉100克，小麥仁80克，薑絲適量，料酒、生抽、胡椒粉、鹽、雞粉各適量

◎做法：羊肉洗淨切片，用料酒、生抽醃漬；麥仁淘淨，浸泡3小時。鍋中注水煮沸，下入麥仁、羊肉、薑絲，轉中火熬煮至麥粒開花，改小火煮至粥熟，放鹽、雞粉、胡椒粉調味即可。

◎功效：固表止汗，養心安神

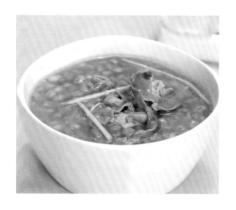

荷蘭豆
溫中下氣、止嘔降逆

特別推薦 什錦荷蘭豆

◎材料：荷蘭豆、山藥、藕、南瓜各100克，馬蹄4個，小蕃茄3個，蔥絲、薑絲、鹽、雞粉、食用油各適量

◎做法：荷蘭豆除去蒂及老筋，沸水焯至熟透；山藥、藕、馬蹄、南瓜去皮洗淨，切片；小蕃茄洗淨，切半。油鍋上火加熱，爆香蔥絲和薑絲，放入所有材料，用旺火炒熟，調入鹽和雞粉拌勻即成。

◎功效：通利腸胃，溫中下氣

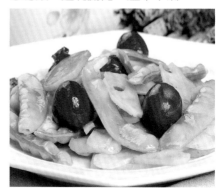

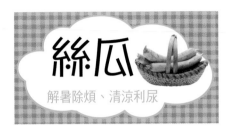

絲瓜

解暑除煩、清涼利尿

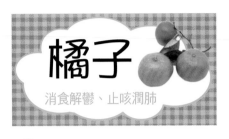

橘子

消食解鬱、止咳潤肺

(特別推薦) 絲瓜燒香菇

◎材料：絲瓜500克，香菇10朵，薑末、水澱粉、鹽、雞粉、食用油各適量

◎做法：香菇用清水泡發，洗淨去蒂；絲瓜去皮，切片；薑切末。鍋內放少許食用油燒熱，爆香薑末，加適量清水，放入香菇、絲瓜、鹽、雞粉，燒開後以水澱粉勾芡即可。

◎功效：潤肺止咳，養心安眠

(特別推薦) 柑橘山楂糖水

◎材料：甘蔗80克，山楂30克，柑橘1個，白糖適量

◎做法：甘蔗去皮洗淨，切段；山楂洗淨，泡軟；柑橘去皮，掰半。鍋中加清水煮沸，倒入山楂、甘蔗，轉小火煮15分鐘，放入柑橘、白糖，攪勻，再煮至沸騰即可。

◎功效：清熱解暑，開胃消食

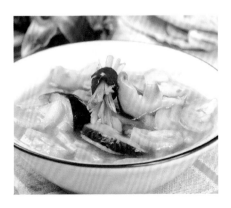

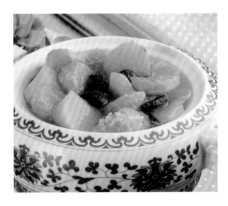

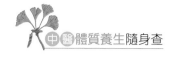

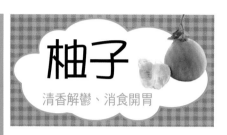

宜吃食物

柚子
清香解鬱、消食開胃

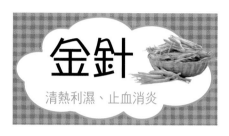

金針
清熱利濕、止血消炎

特別推薦 芒果柚絲糖水

◎材料：柚子果肉100克，柚子皮30克，芒果50克

◎做法：柚子皮洗淨、刮去白瓤，切成細絲；芒果肉、柚子果肉切成小塊。鍋中加入約900毫升清水，大火煮沸，倒入柚皮絲和冰糖，待冰糖溶化再倒入芒果、柚子肉，稍煮即可。

◎功效：清熱生津，降脂降壓

特別推薦 金針木耳肉片湯

◎材料：金針100克，豬肉100克，水發黑木耳30克，青江菜1棵，芝麻油、鹽各適量

◎做法：金針洗淨，用清水泡軟，切去梗；豬肉切片；黑木耳洗淨，切粗絲；青江菜洗淨，切段。鍋內加適量清水煮沸，下金針、黑木耳、肉片，待肉片將熟，下青江菜，加鹽調味，再煮沸1次即可。

◎功效：清熱除煩，潤腸通便

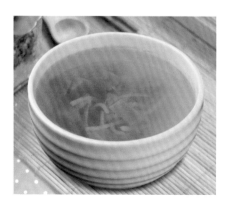

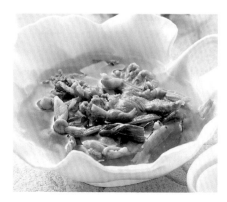

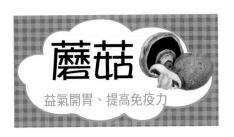

蘑菇

益氣開胃、提高免疫力

白蘿蔔

下氣消食、除疾潤肺

(特別推薦) 山楂蘑菇冰糖粥

◎材料：大米100克，山楂片、蘑菇各20克，冰糖5克

◎做法：大米淘洗乾淨，用清水浸泡；蘑菇洗淨後撕小朵。鍋置火上，注入適量清水，放入泡發好的大米，煮至七成熟，放入山楂片、蘑菇，煮至粥將成，放冰糖熬溶調勻即可。

◎功效：滋補強身，促進食欲

(特別推薦) 干貝蒸蘿蔔

◎材料：白蘿蔔250克，干貝6粒，紅椒絲適量，鹽3克

◎做法：干貝泡軟，白蘿蔔削皮洗淨，切段，中間挖一小洞，將干貝塞入，盛於容器內，撒上鹽，再將盛裝白蘿蔔的容器移入蒸鍋，蒸熟後擺上紅椒絲裝飾即可。

◎功效：寬中下氣，清熱化痰

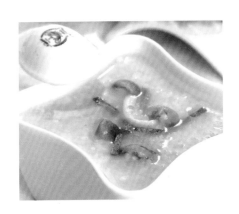

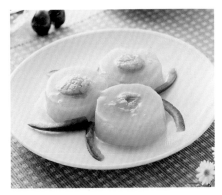

忌吃食物

⊘ 炸物

油炸類食物維生素的流失很嚴重，還不易消化，氣鬱體質者腸胃蠕動能力較慢，食用後會導致腸胃不適。

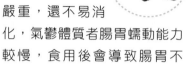

⊘ 濃茶

含咖啡因，可加速心率，增加排尿，使心、腎負擔加重。氣鬱體質者易失眠，飲後不利健康。

⊘ 咖啡

熱量和脂肪含量均較高，長期大量飲用咖啡會讓血液變得黏稠。對氣鬱者而言，氣滯容易導致血液循環不暢，從而會進一步增加心腦血管疾病的發生率。

⊘ 霜淇淋

氣鬱者長期氣滯，吃生冷食物容易導致月經不調、經前綜合症、月經紊亂等症狀，食後易加重上述症狀，出現痛經。

⊘ 青梅

性質收斂，氣鬱體質者情志不達而結聚於內，出現心情鬱悶、抑鬱等症，長時間氣鬱會血瘀血凝，易發生月經紊亂、痛經等女性病。

⊘ 楊梅

對胃黏膜有刺激作用，且楊梅富含果酸，可凝固蛋白質，影響消化吸收，而氣鬱者常常會因為脾胃生理功能差而導致，食用楊梅後更不易消化吸收。

⊘ 楊桃

性寒，氣鬱者多是由於脾胃功能低下而導致氣鬱，過多食用寒性食物，無疑會導致氣滯，對健康不利。

⊘ 烏梅

氣鬱體質者在女性中較為多見，在女性懷孕和月經期間，對收斂類食物最好禁食。

⊘ 草莓

性寒涼，氣鬱體質者因氣滯時間過長而出現血瘀，血液循環不暢等現象，食後會加重血凝。過食草莓還會助生痰濕，氣鬱體質者食後會加重痰濕。

⊘ 檸檬

酸性成分較多，對於有胃潰瘍、胃酸分泌過多、齲齒者和糖尿病患者忌食。氣鬱體質者多數因為其脾胃功能較差而導致氣機鬱結，食用後不利其緩解。

⊘ 南瓜

溫性，性偏壅滯，氣鬱體質者氣機鬱滯，食後會加重其氣鬱症狀。

⊘ 馬鈴薯

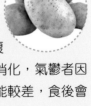

澱粉含量較高，也易產氣，過食易引起腹脹、腹痛，多食還不易消化，氣鬱者因其腎、脾、胃功能較差，食後會加重病情。

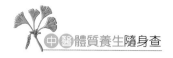

特效穴位速查

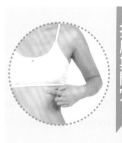

按摩期門穴

取穴方法：位於胸部，當乳頭直下，第6肋間隙，前正中線旁開4寸。

按摩方法：用大拇指按揉期門100～200次，每天堅持。

功效：健脾疏肝、理氣活血，可治胸脅脹痛、心絞痛、胸脅脹滿、癃閉遺尿等症。

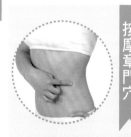

按摩章門穴

取穴方法：仰臥位或側臥位，在腋中線上，合腋屈肘時，當肘尖止處是該穴。

按摩方法：掌心向下，指尖相對放於雙乳下，肋骨上，用手掌魚際按揉章門，有脹痛的感覺，左右各按揉1～3分鐘。

功效：疏肝健脾、理氣散結。治腹痛、腹脹等症。

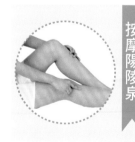

按摩陽陵泉

取穴方法：位於小腿外側，腓骨小頭前下方的凹陷中。

按摩方法：用手指指腹按揉3～5分鐘，長期按摩。

功效：疏肝健脾、理氣散結。治腹痛、腹脹、泄瀉、脅痛、消化不良等症。

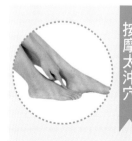

按摩太沖穴

取穴方法：正坐垂足或仰臥位，於足背第1、2蹠骨之間，蹠骨底結合部前方凹陷處，當拇長伸肌腱外緣處。

按摩方法：用手指指腹按揉3～5分鐘，長期按摩。

功效：平肝泄熱、舒肝養血。治頭痛、眩暈、月經不調、癲癇、脅痛、腹脹等症。

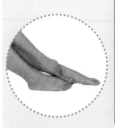

按摩大敦穴

取穴方法：位於足（足拇）趾末節外側，距趾甲角0.1寸。

按摩方法：用大拇指指尖招按大敦3～5下，每天堅持。

功效：回陽救逆、調經通淋。治少腹痛、月經不調、遺尿、崩漏、陰挺等。

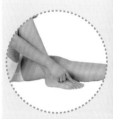

按摩內庭穴

取穴方法：正坐垂足或仰臥位，在第二蹠趾關節前方，二、三趾縫間的紋頭處取穴。

按摩方法：用手指指尖點按2～3分鐘，長期按摩。

功效：清胃瀉火、理氣止痛。治胃熱上沖、腹脹滿、便秘、發熱、耳鳴等。

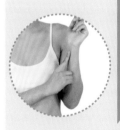

按摩內關穴

取穴方法：伸臂仰掌，在腕橫紋上2寸，掌長肌腱與橈側腕屈肌腱之間取穴。

按摩方法：合併食指中指，兩指揉按內關100～200次，每天堅持。

功效：寧心安神，理氣鎮痛。治心痛，心悸等。

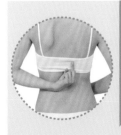

拔罐肝俞穴

取穴方法：俯臥位，第9胸椎棘突下，旁開1.5寸。

拔罐方法：將施術部位消毒，左手持罐，右手用止血鉗夾住酒精棉球點燃，伸入罐內選裝後抽出，留罐10～15分鐘後取下。

功效：疏肝利膽、理氣明目。治頭暈、頭痛等。

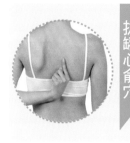

拔罐心俞穴

取穴方法：位於背部，當第5胸椎棘突下，旁開1.5寸。

拔罐方法：將施術部位消毒，左手持罐，右手用止血鉗夾住酒精棉球點燃，伸入罐內旋轉後抽出，留罐10～15分鐘後取下，以皮膚紅潤為度。

功效：寬胸理氣、通絡安神。治健忘、失眠等症。

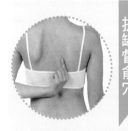

拔罐督俞穴

取穴方法：俯臥位，在第6胸椎棘突下，旁開1.5寸處。

拔罐方法：將施術部位消毒，左手持罐，右手用止血鉗夾住酒精棉球點燃，伸入罐內旋轉後抽出，留罐10～15分鐘後取下，以皮膚紅潤為度。

功效：理氣止痛、強心通脈。可治乳腺增生等症。

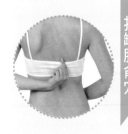

拔罐膈俞穴

取穴方法：位於背部，第7胸椎棘突下，旁開1.5寸。

拔罐方法：將施術部位消毒，左手持罐，右手用止血鉗夾住酒精棉球點燃，伸入罐內旋轉後抽出，留罐10～15分鐘後取下，以皮膚紅潤為度。

功效：理氣寬胸、活血通脈。治胃炎、腸炎等症。

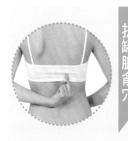

拔罐膽俞穴

取穴方法：位於背部，第8胸椎棘突下，旁開1.5寸。

拔罐方法：將施術部位消毒，左手持罐，右手用止血鉗夾住酒精棉球點燃，伸入罐內旋轉後抽出，留罐10～15分鐘後取下，以皮膚紅潤為度。

功效：疏肝利膽、清熱化濕。治失眠、胃炎等症。

第六篇

血瘀體質自我調養隨身查

　　中醫認為血液的流動是靠氣的運行、推動和固攝，當人體臟腑功能失調時，易出現體內血液運行不暢或內出血不能消散而成瘀血內阻的體質，也就是血瘀。通則不痛，痛則不通，血瘀體質者常有血瘀、疼痛的症狀，易患出血、卒中、心腦血管等疾病。

　　對於血瘀體質，對應的治療應該是活血化瘀、溫補氣血。本篇帶領您詳細解讀血瘀體質，讓您瞭解自己的體質，吃得健康，知其所忌。

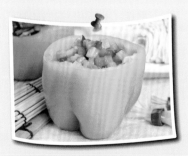
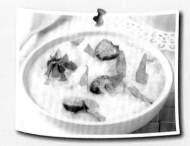

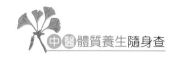

血瘀體質的特徵速查

　　血瘀體質者全身的血脈通暢程度較差，容易發生血脈瘀滯、阻塞，表現為皮膚及黏膜顏色暗紫或發青、皮膚乾燥瘙癢、易出現結節或包塊等。血瘀體質可由血虛、陽虛、氣虛、氣滯、寒凝等因素所致。

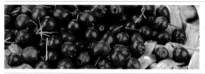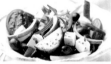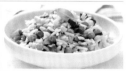

● 血瘀體質的特徵描述

　　總體特徵：血行不暢，以膚色晦暗、舌質紫黯、易產生包塊等血瘀表現。

　　形體特徵：胖瘦均有，常見消瘦。

　　常見表現：膚色晦暗，色素沉著，容易出現瘀斑，口唇黯淡，舌暗或有瘀點，舌下絡脈紫暗或增粗，兩脅疼痛，皮膚乾燥，脫髮，女性常見月經不調、子宮肌瘤，脈澀。

● 血瘀體質的形成原因

　　1.情緒抑鬱，容易緊張，性格內向，有不順心的事都埋在心裡，肝氣鬱結日久，阻礙氣血的運行。

　　2.在飲食上嗜食肥甘厚味，或飲食過鹹，或飲水不足，均能使血液變得過分黏稠，容易導致氣血運行不暢。

　　3.氣虛、陽虛體質者，推動血液運行的功能比較弱，導致氣血運行遲緩或瘀積，進而造成血瘀體質。

　　4.一般生活環境寒冷時，人體外感寒邪，容易造成血行遲緩、凝滯。

　　5.長期缺乏運動鍛煉，人體之氣不得生發，氣血運行遲緩。

　　6.外傷或疾病造成大量失血，導致氣血兩虛、體質衰弱，繼而血瘀。

● 血瘀體質臟腑功能的弱點

肝主疏泄、藏血、升發，具有條達氣機、調暢情志的功能。當肝的功能正常時，人體氣血運行流暢，就像春天的樹木一樣生機勃勃。而情志不遂或外邪侵襲，導致肝氣鬱滯，其疏泄功能不能正常發揮，人就會出現情緒抑鬱或急躁，胸脅脹悶，周身有走竄的疼痛感。氣為血帥，肝鬱氣滯，日久不解，血液沒有氣的推動，必然會導致瘀血內停，造成血瘀體質。

肝主藏血，為婦女經血之源，肝血瘀滯，瘀血積於血海，阻礙經血下行，則出現痛經、經血色暗、血塊多，量少，甚至閉經。舌質紫暗或有瘀斑，脈澀，都是血瘀的表現。

血瘀體質者通常不耐風寒，因為氣血運行不暢，自身產生的熱量較少，加上營衛之氣不足，對外界寒邪、風邪的抵禦能力就特別差。皮膚得不到充足血液的濡養，會造成皮膚乾燥、脫屑、瘙癢。

● 血瘀體質飲食調養要領

1.韭菜、洋蔥、大蒜、桂皮、生薑等性溫，適合陽虛伴有血瘀體質者或冬季氣候寒冷時食用；生藕、黑木耳、竹筍、紫皮茄子等性涼，適合血瘀伴有濕熱、陰虛內熱者或夏秋氣候炎熱時吃。

2.菌菇類如木耳、銀耳等，具有養肝和血、促進身體新陳代謝、改善血液循環、防癌抗癌，因此也很適合血瘀體質者。

3.魚、蝦、螃蟹等雖性偏寒涼，但有助於補益氣血、改善血瘀體質。海參有很好的滋補作用，對於血瘀體質消瘦、皮膚乾燥者有較好的調理效果。

4.山楂、柑橘、紅糖、糯米酒、紅葡萄酒、玫瑰花、茉莉花可活血化瘀、補血、疏肝理氣，適宜女性血瘀者調補身體，改善痛經、經血色暗、血塊多、肝氣鬱結、氣滯血瘀、月經推遲等症狀。

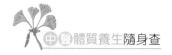
宜吃食物

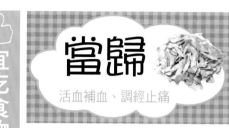

當歸
活血補血、調經止痛

(特別推薦) 當歸桂枝黃鱔湯

◎材料：黃鱔200克，當歸15克，桂枝10克，川芎6克，紅棗5個，鹽適量

◎做法：當歸、川芎、桂枝、紅棗洗淨；將黃鱔去除內臟，洗淨，入開水鍋內稍煮，撈起過冷水，刮去黏液，切長段。將全部材料放入砂煲內，加適量清水，武火煮沸後，改文火煲2小時，加鹽調味即可。

◎功效：祛風除濕，活血通絡

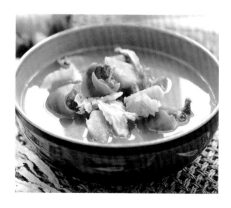

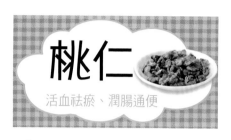

桃仁
活血祛瘀、潤腸通便

(特別推薦) 芝麻桃仁粥

◎材料：大米60克，桃仁30克，黑芝麻10克，白糖適量

◎做法：大米泡發洗淨；黑芝麻、桃仁洗淨；蔥洗淨，切蔥花。鍋置火上，倒入清水，放入大米、桃仁一同煮開，加入黑芝麻同煮至濃稠，調入白糖拌勻，撒上蔥花即可。

◎功效：活血通瘀，補肝益腎

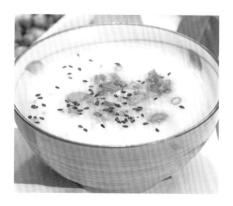

紅花

活血通經、散瘀止痛

(特別推薦) 當歸紅花補血粥

◎材料：大米100克，當歸、川芎、黃芪、紅花、白糖各適量

◎做法：當歸、川芎、黃芪、紅花洗淨；大米泡發洗淨。鍋置火上，注水後，放入大米，用大火煮至米粒開花，放入當歸、川芎、黃芪、紅花，改用小火煮至粥成，調入白糖拌勻即可。

◎功效：補血益氣，活血化瘀

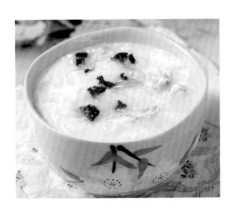

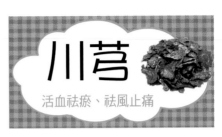

川芎

活血祛瘀、祛風止痛

(特別推薦) 川芎當歸雞

◎材料：雞腿150克，熟地25克，當歸15克，炒白芍10克，川芎5克，鹽少許

◎做法：雞腿洗淨，剁大塊，放入沸水中汆燙，撈出後沖洗乾淨；藥材用清水快速沖淨。將雞腿和所有藥材放入燉鍋，加6碗水以大火煮開，轉小火續燉40分鐘，起鍋前加鹽調味即可。

◎功效：補血活血，調經止痛

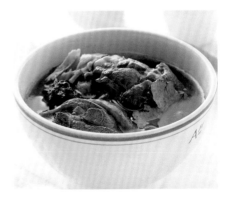

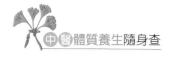

宜吃食物

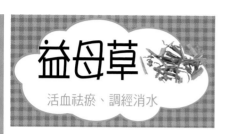

益母草

活血祛瘀、調經消水

（特別推薦）**黑豆益母草瘦肉湯**

◎材料：瘦肉250克，黑豆50克，薏米30克，益母草、枸杞各10克，鹽適量

◎做法：瘦肉洗淨，切塊，汆水；黑豆、薏米洗淨，浸泡；益母草、枸杞洗淨。將瘦肉、黑豆、薏米放入鍋中，加入清水，大火煮開，轉小火慢燉2小時，放入益母草、枸杞稍燉，加鹽調味即可。

◎功效：滋補肝腎，利尿消腫

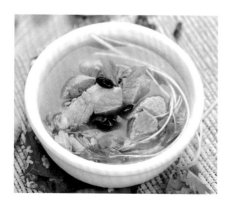

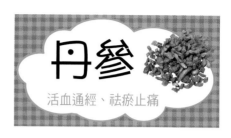

丹參

活血通經、祛瘀止痛

（特別推薦）**丹參山楂大米粥**

◎材料：大米100克，乾山楂30克，丹參20克，蔥花少許，冰糖5克

◎做法：大米洗淨，泡水；乾山楂用溫水泡後洗淨；丹參洗淨，用紗布袋裝好紮緊封口，放入鍋中加清水熬汁。鍋置火上，放入大米煮至七成熟，放入山楂、倒入丹參汁，煮至粥將成放入冰糖調勻，撒蔥花即可。

◎功效：活血通經，理氣消食

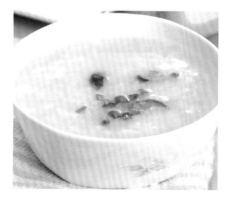

三七

活血化瘀、消腫定痛

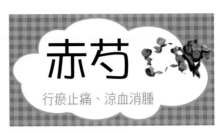

赤芍

行瘀止痛、涼血消腫

特別推薦 山楂三七粥

◎材料：大米100克，大山楂、三七、青菜各適量，鹽2克

◎做法：大米洗淨，入清水泡發；大山楂洗淨；三七洗淨，打碎；青菜洗淨，切碎。鍋置火上，加入清水，放入大米，大火煮開，加入山楂煮至濃稠，下入青菜和三七粉，調入鹽即可。

◎功效：活血化瘀，開胃消食

特別推薦 赤芍銀耳飲

◎材料：梨1個，銀耳300克，赤芍、柴胡、黃芩、夏枯草、麥冬各5克，丹皮、玄參各3克，白糖20克

◎做法：所有藥材洗淨；梨洗淨，切塊；銀耳泡發。鍋中放入所有藥材，加入適量清水，煎煮成藥汁，去渣取汁後加入梨、銀耳、白糖，煮至食材熟後即可。

◎功效：清肝瀉火，滋陰潤燥

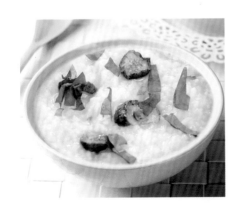

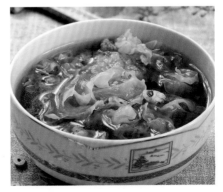

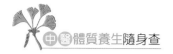
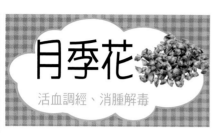

月季花

活血調經、消腫解毒

延胡索

行氣止痛、活血散瘀

宜吃食物

（特別推薦）**月季花杏仁粥**

◎材料：大米30克，杏仁3克，玫瑰花適量，白糖35克

◎做法：大米、杏仁分別洗淨。鍋中加水煮沸，放大米、杏仁攪勻，把一部分玫瑰花倒入鍋中，上蓋小火煮40分鐘；在鍋中倒入白糖，煮至白糖完全溶化，再把剩餘的玫瑰花撒入鍋中即可。

◎功效：潤肺止咳，理氣開胸

（特別推薦）**佛手延胡索豬肝湯**

◎材料：豬肝100克，佛手10克，延胡索9克，制香附8克，薑、蔥、鹽各適量

◎做法：佛手、延胡索、制香附洗淨，入鍋，加適量水煮沸，再用文火煮15分鐘，加入已洗淨切好的豬肝片，放適量鹽、薑絲、蔥花，熟後即可。

◎功效：疏肝理氣，活血止痛

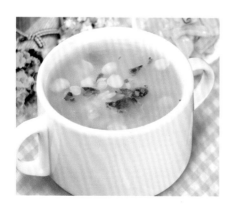

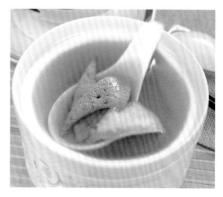

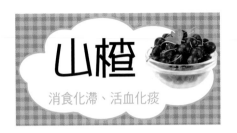

山楂

消食化滯、活血化痰

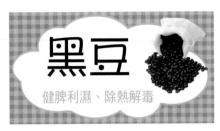

黑豆

健脾利濕、除熱解毒

（特別推薦）山楂麥芽豬腱湯

◎材料：豬腱300克，麥芽20克，山楂10克，陳皮3克，鹽2克

◎做法：山楂洗淨，切開去核；麥芽、陳皮洗淨；豬腱洗淨，斬塊，入沸水汆去血水，取出洗淨。瓦煲內注水，用大火燒開，下入豬腱、麥芽、山楂、陳皮，改小火煲2.5小時，加鹽調味即可。

◎功效：消食化積，健脾醒胃

（特別推薦）黑豆白糖粥

◎材料：黑米70克，黑豆30克，黑芝麻10克，白糖3克

◎做法：黑米、黑豆洗淨，置冷水中浸泡半小時後撈出瀝乾；黑芝麻洗淨。鍋中加適量清水，放入黑米、黑豆、黑芝麻，以大火煮至開花，再轉小火將粥煮至濃稠，調入白糖拌勻即可。

◎功效：滋補肝腎，生津潤肺

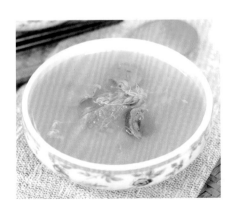

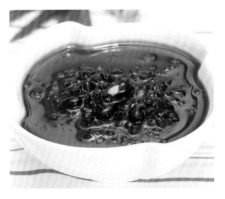

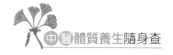

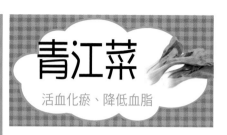

青江菜

活血化瘀、降低血脂

茄子

清熱止血、消腫止痛

（特別推薦）**青江菜燴香菇**

◎材料：青江菜500克，香菇10朵，高湯半碗，水澱粉、鹽、白糖、雞粉、食用油各適量

◎做法：青江菜洗淨，切對半；香菇泡發，洗淨，去蒂，切塊。起油鍋，燒熱，先放入香菇炒香，再放入青江菜、鹽、白糖、雞粉，加入高湯，加蓋燜約2分鐘，加入適量水澱粉拌勻即可。

◎功效：化痰理氣，清熱潤腸

（特別推薦）**彩椒茄子**

◎材料：茄子200克，胡蘿蔔、黃瓜各80克，紅、黃甜椒各1個，蒜、醬油、糖、鹽、食用油各適量

◎做法：所有食材分別洗淨切丁；鍋中放油，下茄丁煎至金黃，撈出；鍋留底油，燒熱，先用蒜末熗鍋，放入胡蘿蔔丁、紅甜椒丁、黃瓜丁炒勻，最後放入茄丁，加調味料拌勻，放入半個黃甜椒中即可。

◎功效：開胃消食，清熱潤腸

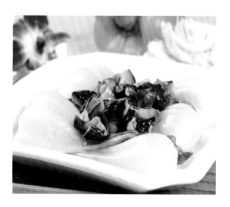

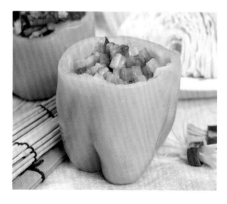

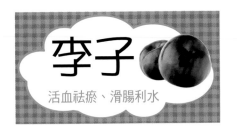

李子

活血祛瘀、滑腸利水

紅糖

緩中止痛、活血化瘀

特別推薦 胡蘿蔔西芹李子汁

◎材料：李子3個，冰水200毫升，胡蘿蔔70克，西芹10克，香蕉1根

◎做法：胡蘿蔔、香蕉去皮；李子洗淨，去核；西芹擇去葉子。將上述處理好的材料分別切成大小適當的小塊，將所有切好的材料放入榨汁機一起攪打成汁，濾取果汁即可。

◎功效：降壓降脂，化痰養肝

特別推薦 紅糖美顏湯

◎材料：雞蛋2個，桑寄生20克，紅糖20克，竹茹10克，紅棗8個

◎做法：桑寄生、竹茹洗淨；紅棗洗淨，去核；雞蛋煮熟，去殼。桑寄生、竹茹、紅棗入鍋加適量清水，大火煮開，再以小火煲約90分鐘，加入雞蛋，再加入紅糖煮沸即可。

◎功效：美顏通絡，滋陰潤膚

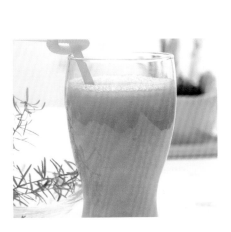

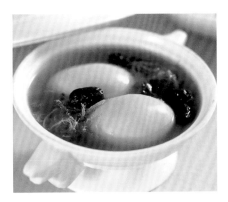

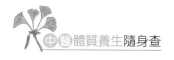

忌吃食物

⊘ 雞蛋黃

富含脂肪酸和膽固醇，過食會加重肝臟的負擔。雞蛋黃膽固醇含量極高，過食易引發心腦血管疾病。

⊘ 牛肝

熱量高、膽固醇含量高，過食易引發心血管疾病，而血瘀體質者有血瘀、血凝不通的現象，多食顯然對健康不利。

⊘ 鹹肉

醃製食品的鹽分含量很高，過食易導致高血壓。對血瘀體質者而言，在其易患疾病中高血壓病比較常見，常食會大大提高發生率。

⊘ 肥肉

甘厚而膩滯，對血瘀體質者來說，由於氣滯血瘀、氣虛血瘀等而致血瘀，食後會加重其症狀，常食易致血液黏稠，患肥胖症。

⊘ 蟹黃

膽固醇含量較高，過多食用含膽固醇較高的食物易引起動脈粥樣硬化。對血瘀體質者而言，常常會出現高血壓、高血脂等疾病。

⊘ 魚子

不易煮爛透，食後不易消化吸收，女性血瘀者多數會出現月經不調、經前綜合症等症狀，從而出現煩躁易怒、食欲不振、腹瀉、腹痛等症，不易消化吸收的食物要忌口。

⊘ 魚肝油

多吃易出現皮膚油膩奇癢、胃腸消化功能低下。對血瘀體質者而言，由於其血液運行不暢，導致身體的某些部位得不到充分的營養，而失去相應的功效。

⊘ 梨

性寒涼，血瘀體質者因其血液本身運行不暢、血液供應不足等，食後會加重血凝、血瘀的現象，且過多食用梨易傷脾。

⊘ 柚子

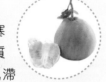

中醫講其性質寒涼，而血瘀體質者本身就是氣滯血瘀、氣虛血瘀而導致出現血液運行不暢，若大量食用寒涼性質的水果，無疑會加重其血瘀凝滯的現象。

⊘ 冷飲

過食冷飲可影響消化液的分泌和腸胃的功能，導致消化不良、腹瀉腹痛等症。對血瘀體質者而言，過冷的飲品會阻礙血液運行，出現血瘀後會影響食欲。

⊘ 生薑

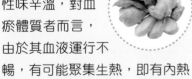

性味辛溫，對血瘀體質者而言，由於其血液運行不暢，有可能聚集生熱，即有內熱的症狀，如皮膚枯燥、煩躁口渴等，食生薑後會加重其症狀。

⊘ 大蒜

性味辛溫，且具有刺激性氣味，過食大蒜易口臭，血瘀體質者常有內熱的表現，會出現口腔潰瘍、口臭等，食後會加重上述症狀。

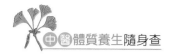
特效穴位速查

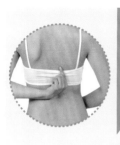

拔罐膈俞穴

取穴方法：位於背部，第7胸椎棘突下，旁開1.5寸。

拔罐方法：將施術部位消毒，左手持罐，右手用止血鉗夾住酒精棉球點燃，伸入罐內旋轉後抽出，留罐10～15分鐘後取下，以皮膚紅潤為度。

功效：理氣寬胸、活血通脈。治貧血、呃逆等。

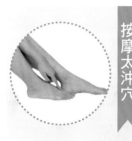

按摩太沖穴

取穴方法：正坐垂足或仰臥位，於足背第一、二蹠骨之間，蹠骨底結合部前方凹陷處，當拇長伸肌腱外緣處。

按摩方法：用手指指腹按揉3～5分鐘，不拘時間。

功效：平肝泄熱、舒肝養血。治頭痛、眩暈、月經不調、便秘、心絞痛等。

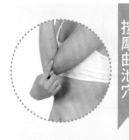

按摩曲池穴

取穴方法：屈肘成直角，在肘橫紋外側端與肱骨外上髁連線中點。

按摩方法：將拇指指尖放於曲池穴，其餘四肢勾住肘部下端，以酸脹為度，每次按壓5分鐘，每天3次。

功效：清熱和營、降逆活絡。治高血壓、腹痛等。

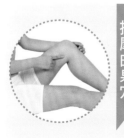

按摩曲泉穴

取穴方法：屈膝正坐或臥位，膝內側橫紋端凹陷處取穴。

按摩方法：用大拇指按揉曲泉100～200次，每天堅持，不拘時間。

功效：清利濕熱、通調下焦。治子宮脫垂、陰道炎、癃閉等。

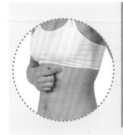

按摩日月穴

取穴方法： 正坐或仰臥位，在乳頭下方，當第7肋間隙處取穴。

按摩方法： 用手掌大魚際按擦3～5分鐘，可每日操作，不拘時間。

功效： 利膽疏肝、降逆和胃。治黃疸、肝炎等症。

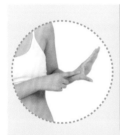

按摩合谷穴

取穴方法： 以其中一手的拇指指骨關節橫紋，放在另一手拇指、食指之間的指蹼緣上，當拇指尖下即是。

按摩方法： 將大拇指指尖放於合谷穴，輕重適中，以酸脹為度，每次按壓2分鐘，不拘次數。

功效： 通經活經、清熱解表。治頭痛、目赤等。

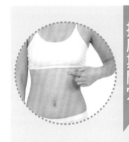

按摩期門穴

取穴方法： 在胸部，當乳頭直下，第6肋間隙，前正中線旁開4寸。

按摩方法： 用大拇指按揉期門100～200次，每天堅持操作。

功效： 健脾疏肝、理氣活血。治肝炎、膽囊炎、心絞痛、胸脅脹滿等。

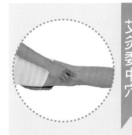

艾灸委中穴

取穴方法： 俯臥位，在膕窩橫紋中央，股二頭肌腱與半腱肌腱的中間處取穴。

艾灸方法： 將艾條點燃，對準委中穴，艾條距離穴位2寸左右，至皮膚紅潤為止，每次30分鐘。

功效： 舒筋活絡、涼血解毒。治腹痛、鼻出血等。

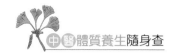
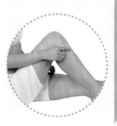

艾灸足三里穴 ▶

取穴方法：位於外膝眼向下4橫指，在腓骨與脛骨之間，由脛骨旁量1橫指。

艾灸方法：將艾條一端點燃，在距離足三里2～3公分處施灸，每次灸10～15分鐘，至皮膚紅熱溫潤為度，每日1次。

功效：健脾和胃、扶正培元。治冠心病、失眠等。

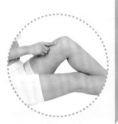

刮痧血海穴 ▶

取穴方法：位於大腿內側，髕底內側端上2寸，當股四頭肌內側頭的隆起處。

刮痧方法：用面刮法，即傾斜45°，用刮痧板的1/3邊緣接觸皮膚，從上而下刮拭血海穴，力度微重，出痧為度。

功效：調經統血、健脾化濕。可治月經不調等。

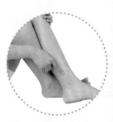

刮痧三陰交穴 ▶

取穴方法：位於內踝尖上3寸，脛骨內側面後緣。

刮痧方法：用角刮法，即傾斜45°，從上向下刮拭三陰交3～5分鐘，隔天1次。

功效：益肝腎、調經帶。治月經不調、功能性子宮出血、帶下、痛經等血瘀導致的疾病。

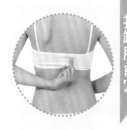

拔罐肝俞穴 ▶

取穴方法：背部當第9胸椎棘突下，旁開1.5寸。

拔罐方法：將施術部位消毒，左手持罐，右手用止血鉗夾住酒精棉球點燃，伸入罐內旋轉後抽出，留罐10～15分鐘後取下，以皮膚紅潤為度。

功效：疏肝利膽、理氣明目。主治健忘、失眠。

第七篇 痰濕體質自我調養隨身查

　　痰濕體質指當人體臟腑功能失調，易引起氣血津液運化失調，水濕停聚，聚濕成痰而成痰濕內蘊表現。痰濕體質的人總是「油光滿面」，容易出汗，而且汗液很黏。飲食上偏好非常油膩、甜膩、口味較重的精細食物。因痰濕體質是多種慢性疾病的溫床，如糖尿病、高血壓、高血脂、動脈硬化、冠心病、腦血栓等多種心腦血管和代謝性疾病，所以痰濕體質者應該積極調理身體，預防疾病，保持健康。

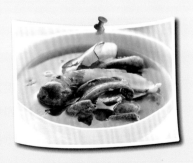
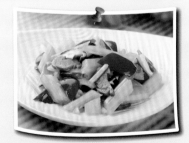

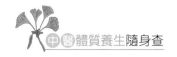

痰濕體質的特徵速查

　　痰濕是指體內的氣血津液運化失調，或外界水濕侵襲人體，在體內異常積聚、停留的狀態。脾為後天之本，負責運化人體中的水穀精微，從食物中攝取養分、輸送到全身各處，是人體氣血的來源。脾功能不足不能正常代謝體內的水濕，是造成痰濕體質的重要原因。

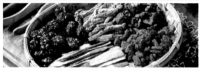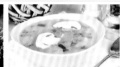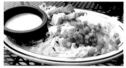

● 痰濕體質的特徵描述

　　總體特徵：痰濕凝聚，以形體肥胖、腹部肥滿、口黏、舌苔白膩等痰濕表現為主要特徵。

　　形體特徵：體型較肥胖，腹部肥滿且鬆軟。

　　常見表現：頭髮、額頭或者鼻子老是油油的，容易出汗，皮膚表面黏膩，胸悶，痰多，身重不爽，喜食肥甘甜膩，舌胖大，舌苔白膩，大便正常或不實，小便微混濁，脈滑。

● 痰濕體質的形成原因

　　1.所處自然環境或工作環境潮濕，都會使外界的濕邪侵犯人體而致病。

　　2.嬰幼兒期家長餵養不當，營養過剩，造成孩子疳積或肥胖而未及時調理。

　　3.飲食不節、暴飲暴食，嗜食肥甘油膩、過甜過鹹、生冷寒涼的食物，造成脾胃運化的巨大負擔，進而損傷脾胃，同時產生大量的痰濕積聚在體內無法排出。

4.三餐不規律，不吃早餐、熬夜、吃宵夜都會損傷脾胃，加重痰濕停聚。

● 痰濕體質臟腑功能的弱點

中醫認為，痰的產生主要與肺、脾兩臟有關。如肺失肅降，可出現咳喘、臥不平等症。當風邪或寒邪侵肺，肺的功能下降，使肺內的津液凝聚成痰。脾主運化，即從食物中消化攝取營養並運送至全身各處。如果濕邪侵犯人體，或思慮過度、勞倦及飲食不節，都能傷脾而使其失去運化功能，造成水濕內停凝結成痰。脾胃功能下降會影響氣血的化生，會使人感覺疲勞、困倦。

● 痰濕體質飲食調養要領

1.隨著生活條件改善，很多人已經習慣了大魚大肉、精米白麵，豈不知，正是太多細糧造成了體內的痰濕，要想改變體質，必須多食粗糧，如玉米、小米、紅米、紫米、高粱、大麥、燕麥、蕎麥、紅薯、馬鈴薯、山藥等。宜吃豆類如黃豆、綠豆、紅豆、黑豆、芸豆、蠶豆等。

2.可多吃健脾利濕、化痰祛痰的食物，如荸薺、紫菜、海蜇、枇杷、白果、大棗、扁豆、紅小豆、蠶豆、薏米、山藥、鯽魚等，也可多吃提升陽氣、促進氣血循環的食物，如茼蒿、洋蔥、白蘿蔔、薤白、香菜、生薑等。

3.儘量不吃肥甘厚味及酸性的、寒涼的和生澀的食物，否則會損傷脾胃，加重體內痰濕生成。痰濕體質者不宜飲白酒，但可每天喝少許紅酒，有利於活氣活血、改善身體的代謝功能，還可調節血糖、血脂，但過量飲酒對肝、脾、腎等臟腑都會造成巨大的損傷。痰濕體質者夏秋季節不可大量吃水果，否則會加重體內痰濕瘀滯。

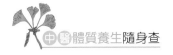

宜吃食物

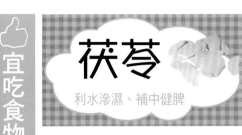

茯苓

利水滲濕、補中健脾

(特別推薦) **茯苓黃鱔湯**

◎材料：黃鱔100克，蘑菇100克，茯苓20克，赤芍12克，鹽6克，料酒10毫升

◎做法：黃鱔洗淨，切小段；蘑菇洗淨，撕小片；茯苓、赤芍洗淨。將黃鱔、蘑菇、茯苓、赤芍與清水放入鍋中，大火煮沸後轉小火續煮20分鐘，加入鹽、料酒拌勻即可。

◎功效：清熱利尿，降壓降脂

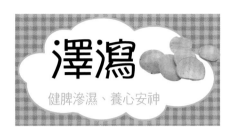

澤瀉

健脾滲濕、養心安神

(特別推薦) **澤瀉消食粥**

◎材料：大米100克，澤瀉10克，茶葉適量，香菜、枸杞少許

◎做法：大米泡發洗淨；茶葉、澤瀉洗淨，加水煮好，取汁待用。鍋置火上，倒入藥汁，放入大米，以大火煮開，再以小火煮至濃稠狀，撒入枸杞和香菜，調入鹽拌勻即可。

◎功效：利尿消腫，消食化積

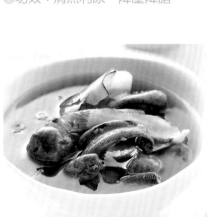

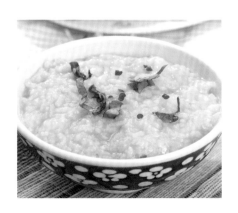

荷葉

消暑利濕、健脾升陽

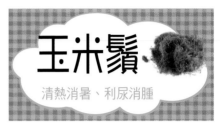

玉米鬚

清熱消暑、利尿消腫

（特別推薦）玉米鬚荷葉粥

◎材料：大米80克，蔥5克，玉米鬚、鮮荷葉各適量，鹽2克

◎做法：大米洗淨，泡水；荷葉洗淨，加水熬汁，再揀出荷葉待用；玉米鬚洗淨。鍋置火上，加入適量清水，放入大米煮至濃稠，加入玉米鬚、荷葉汁同煮片刻，調入鹽拌勻，撒上蔥即可。

◎功效：利水消腫，清熱解毒

（特別推薦）玉米鬚瘦肉湯

◎材料：瘦肉400克，扁豆50克，玉米鬚15克，蜜棗、白蘑菇各適量，鹽6克

◎做法：瘦肉切塊，入沸水鍋中，汆去血水，撈出洗淨；玉米鬚、扁豆洗淨，浸泡；白蘑菇洗淨，切段。鍋中注水燒開，放入瘦肉、扁豆、蜜棗、白蘑菇，用小火慢燉，2小時後放入玉米鬚燉煮5分鐘，加鹽調味即可。

◎做法：利尿通淋，降壓降脂

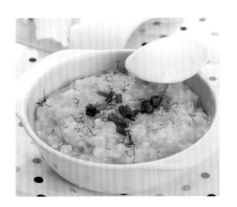

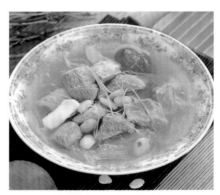

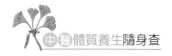
宜吃食物

白茅根
清熱解毒、涼血止血

（特別推薦）**茅根馬蹄豬展湯**

◎材料：豬展（豬小腿肉）300克，藕節20克，白茅根15克，馬蹄10克，鹽適量

◎做法：乾白茅根、藕節洗淨；馬蹄洗淨，去皮；豬展洗淨，切塊。將白茅根、馬蹄、藕節、豬展一起放入砂鍋中，注入清水，大火煲沸後改小火煲2小時，再加鹽調味即可。

◎功效：清熱涼血，利尿通淋

赤小豆
健脾利濕、清熱解毒

（特別推薦）**赤小豆牛奶湯**

◎材料：低脂牛奶200毫升，赤小豆15克，紅棗15克，白糖5克

◎做法：赤小豆洗淨，泡水8小時；紅棗洗淨，切薄片。赤小豆、紅棗放入鍋中，開中火煮約30分鐘，再用小火燜煮約30分鐘；將赤小豆、紅棗、白糖、低脂鮮奶放入碗中，攪拌均勻即可。

◎功效：益氣補血，美白養顏

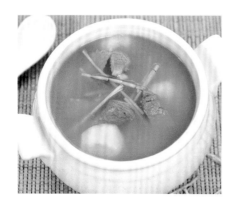

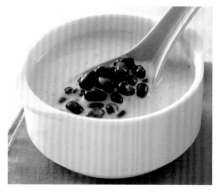

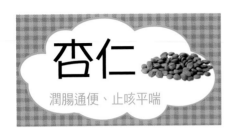

杏仁
潤腸通便、止咳平喘

（特別推薦）杏仁拌苦瓜

◎材料：苦瓜250克，杏仁50克，枸杞5克，鹽3克，雞粉5克，芝麻油10克

◎做法：苦瓜洗淨，去瓤切片，入沸水焯至斷生，撈出瀝乾；杏仁用溫水泡一下，撕去外皮，掰成兩半，放入開水中燙熟；枸杞洗淨、泡發。將芝麻油、鹽、雞粉與苦瓜攪拌均勻，撒上杏仁、枸杞即可。

◎功效：清熱潤肺，養肝明目

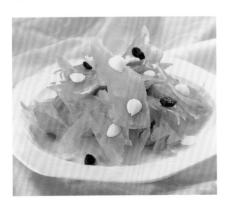

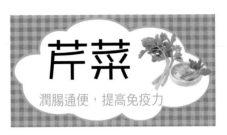

芹菜
潤腸通便，提高免疫力

（特別推薦）素炒香菇芹菜

◎材料：西芹95克，彩椒45克，鮮香菇30克，胡蘿蔔片、蒜末、蔥段各少許，鹽3克，雞粉、水澱粉、食用油各適量

◎做法：彩椒洗淨，切塊；香菇切絲；西芹切小段；將胡蘿蔔片、香菇絲、西芹段、彩椒焯水後撈出。起油鍋，放入蒜末、蔥段爆香，再倒入焯過水的食材，加鹽、雞粉、水澱粉，翻炒至食材入味即成。

◎功效：降壓降脂，溫中益氣

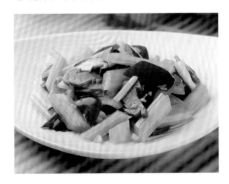

冬瓜

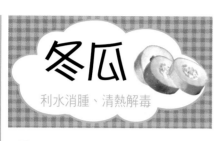

利水消腫、清熱解毒

特別推薦 柳丁瓜條

◎材料：冬瓜200克，柳丁1個，聖女果1個，白糖5克

◎做法：冬瓜去皮、去子洗淨，切成條狀；柳丁洗淨，切片平鋪在盤中；聖女果洗淨。鍋入水燒開，放入冬瓜氽熟後，撈出瀝乾，放在柳丁片上，將聖女果放在上面點綴，撒上白糖即可。

◎功效：清熱利尿，化痰降壓

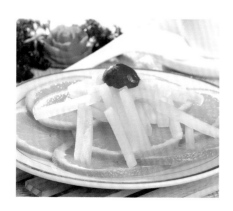

鯉魚

健脾益腎、止咳平喘

特別推薦 鯉魚大米粥

◎材料：大米100克，鯉魚肉50克，鹽3克，雞粉2克，薑絲、蔥花、芝麻油、料酒各適量

◎做法：大米洗淨，泡水；鯉魚肉洗淨，切小片，用料酒醃漬去腥。鍋置火上，注入清水，放入大米，煮至五成熟，放入魚肉、薑絲，煮至米粒開花，加鹽、雞粉、芝麻油調勻，撒上蔥花即可。

◎功效：健脾益胃，利水通乳

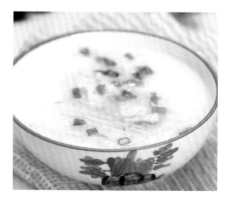

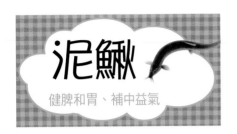

泥鰍
健脾和胃、補中益氣

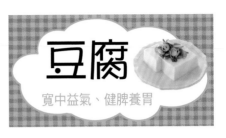

豆腐
寬中益氣、健脾養胃

（特別推薦）泥鰍鮮蝦粥

◎材料：大米80克，泥鰍50克，蝦20克，鹽3克，雞粉2克，薑絲、料酒、芝麻油、胡椒粉各適量

◎做法：大米洗淨，泡水；蝦洗淨；泥鰍洗淨，切小段，用料酒醃漬去腥。鍋置火上，放入大米，加清水煮沸，放泥鰍、蝦、薑絲，煮至米粒開花，加調料調味即可。

◎功效：祛濕暖胃，補肝益腎

（特別推薦）橘皮魚片豆腐湯

◎材料：鮭魚300克，橘皮、豆腐、鹽各適量

◎做法：鮭魚洗淨，切片；橘皮刮去白囊，洗淨，切絲；豆腐洗淨，切方塊。鍋入水燒熱，下入鮭魚、豆腐煮透，改小火煮熟，加鹽調味，盛入碗中，撒上橘皮即可。

◎功效：理氣消食，健脾補虛

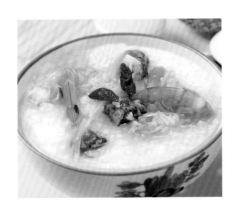

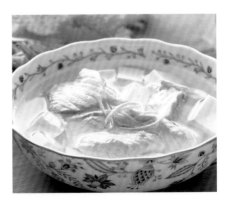

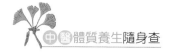

宜吃食物 👍

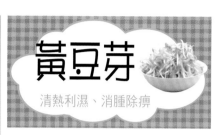

黃豆芽

清熱利濕、消腫除痹

特別推薦 **蕃茄豆芽湯**

◎材料：蕃茄半個，黃豆芽20克，鹽少許

◎做法：蕃茄洗淨，放入沸水鍋中燙一下，去皮，切塊；黃豆芽掐去尾部，洗淨。鍋中注入適量清水燒開，先加入切好的蕃茄熬煮至七分熟，再加入黃豆芽煮至全部食材熟透，調入鹽，攪勻即可。

◎功效：降壓利尿，清熱解暑

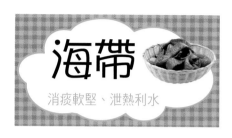

海帶

消痰軟堅、泄熱利水

特別推薦 **海帶豆腐湯**

◎材料：豆腐150克，海帶結20克，薑絲、鹽各少許

◎做法：海帶結洗淨，泡水；豆腐洗淨，切方丁。鍋中注入適量清水燒開，放入海帶結、豆腐和薑絲煮10分鐘，熟透後放入鹽，攪勻即可。

◎功效：塑身養顏，清熱健脾

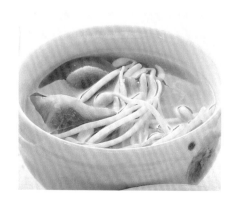

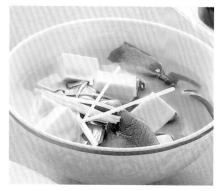

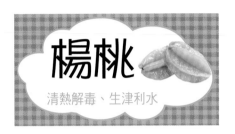

楊桃

清熱解毒、生津利水

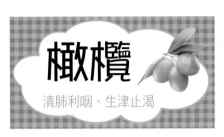

橄欖

清肺利咽、生津止渴

（特別推薦）楊桃桂圓甜湯

◎材料：楊桃1個，麥冬15克，天冬10克，桂圓6個，紫蘇梅汁、冰糖、鹽各適量

◎做法：將麥冬、天冬放入棉布袋；楊桃表皮以少量鹽搓洗，去頭尾，切片；桂圓去殼，取肉洗淨。將藥材與全部材料放入鍋中，以小火煮沸，加入冰糖煮至溶化，取出藥材，加入桂圓、紫蘇梅汁拌勻即可。

◎功效：清熱利水，養心安神

（特別推薦）生薑橄欖粥

◎材料：大米80克，生薑、橄欖各適量，鹽3克

◎做法：大米泡發半小時後撈出，瀝乾；生薑去皮，切絲；橄欖洗淨。鍋置火上，放入大米，注入適量清水，以大火煮至米粒開花，加入生薑、橄欖同煮至濃稠，調入鹽，攪拌均勻，稍冷即可食用。

◎功效：清肺利咽，生津解毒

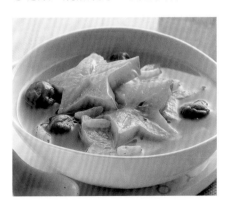

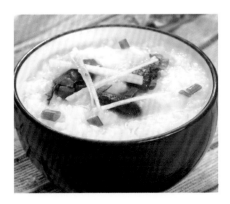

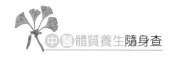

忌吃食物

⊘ 肥豬肉

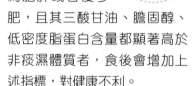

脂肪含量極高，痰濕體質者多數為肥胖或昔瘦今肥，且其三酸甘油、膽固醇、低密度脂蛋白含量都顯著高於非痰濕體質者，食後會增加上述指標，對健康不利。

⊘ 動物油

富含膽固醇和飽和脂肪酸，兩者可結合沉積在血管內皮，形成脂斑。痰濕體質者多數肥胖，血管本身所承受的壓力極大，形成脂斑後會使管腔變窄，惡化病情。

⊘ 動物內臟

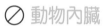

膽固醇含量極高，痰濕體質的人容易肥胖，易患高血壓、高血脂等心血管疾病，若食用含膽固醇高的食物，無疑會增加其患病的風險。

⊘ 石榴

性質溫熱，且含糖量高，不適合痰濕體質者食用。痰濕體質者一般都較為肥胖，多食易增加體重，而引發多種疾病。

⊘ 李子

味甘酸，性質收斂，痰濕體質者水液代謝不暢、氣血津液運化失調，若食用收斂性質的食物，會使體內的津液集聚，對健康不利。過食易傷脾胃，不利於消化。

⊘ 糯米

含很高的碳水化合物和鈉，體重過重、糖尿病或其他慢性病如腎臟病、高血脂症患者不宜多食。痰濕體質者多數為肥胖者，還易患高血壓、高血脂等症，故不宜食用。

⊘ 柿子

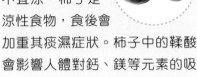

痰濕體質者宜溫不宜涼，柿子是涼性食物，食後會加重其痰濕症狀。柿子中的鞣酸會影響人體對鈣、鎂等元素的吸收，容易導致營養不良，故不宜多食。

⊘ 柚子

痰濕體質者多數肥胖，極易患高血壓、高血脂等心血管疾病，故患者在服用降壓藥期間不宜食用柚子，否則會降低藥效，不利於緩解病情。

⊘ 西瓜

性寒涼，過食易傷脾助濕，對痰濕體質者而言，主要是痰濕較重，脾臟功能較差，食後會加重症狀。且過食西瓜易沖淡胃酸，不利於消化吸收，對痰濕者不利。

⊘ 甲魚

性寒，對痰濕體質而言，主要是體內氣血津液運行失調、水液代謝不行，致使其集聚，而其遇溫宜行，遇寒則凝，不利其運行，故痰濕體質者不宜食寒涼食物。

⊘ 山楂

性質酸澀，有一定的收澀作用，對痰濕體質而言，不宜食用肥甘厚膩和酸澀收斂的食物，因為此類食物都不利於體內濕氣的運行、消散。

⊘ 枇杷

味甘酸，有收斂作用，對痰濕體質者而言，主要是體內水液代謝不暢、氣血津液運化失調，致使津液集聚，此種現象宜化痰而不宜收斂。

111

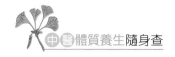

特效穴位速查

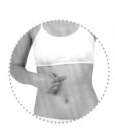

按摩中脘穴

取穴方法：位於上腹部，前正中線上，當臍上4寸。

按摩方法：用指端或掌根在穴上揉，約揉2～5分鐘。或者用摩中脘法：用掌心或四指按摩中脘，約5～10分鐘。

功效：和胃健脾、降逆利水。適用於痰濕體質偏痰濕困脾的人。

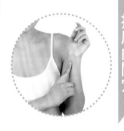

按摩內關穴

取穴方法：伸臂仰掌，在腕橫紋上2寸。

按摩方法：用酒精棉球將施術部位進行消毒，塗抹凡士林，大拇指指尖放內關穴，每次按壓5分鐘，每天3次。

功效：和胃和逆、理氣鎮痛。治心痛、胸悶、嘔吐、中風、失眠、抑鬱症等。

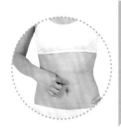

按摩水分穴

取穴方法：位於上腹部，前正中線上，當臍中上1寸。

按摩方法：用拇指指尖點按3～5分鐘，可長期按摩。

功效：通調水道、理氣止痛。治腸鳴、腸胃虛脹、反胃、泄瀉、水腫等痰濕導致的疾病。

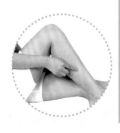

按摩豐隆穴

取穴方法：位於小腿前外側，當外踝尖上8寸，條口外，距脛骨前緣二橫指。

按摩方法：用拇指指尖點按3～5分鐘，以酸脹為度，可長期按摩。

功效：健脾化痰、和胃降逆。治肝炎、闌尾炎等。

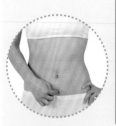

按摩關元穴

取穴方法：位於下腹部，前正中線上，當臍中下3寸。

按摩方法：用手掌根部推揉2～3分鐘，至下腹部微熱，可長期按摩。

功效：培補元氣、導赤通淋。治少腹疼痛、陽痿、早洩、羸瘦無力、眩暈、神經衰弱等。

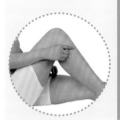

艾灸足三里穴

取穴方法：小腿外側，外膝眼下3寸，距脛骨前脊1橫指，當脛骨前肌上。

艾灸方法：將艾條一端點燃，在距離足三里2～3公分處施灸，每次灸10～15分鐘，至皮膚紅熱溫潤為度。

功效：健脾和胃、扶正培元。

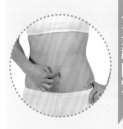

艾灸神闕穴

取穴方法：仰臥位，神闕在腹中部，臍中央。

艾灸方法：將艾條一端點燃，在距離神闕2～3公分處施灸，每次灸10～15分鐘，每日1次，10次為1個療程。

功效：溫陽救逆、利水固脫。扶助正氣，促進身體新陳代謝。

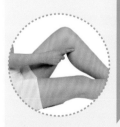

艾灸陰陵泉穴

取穴方法：位於小腿內側，脛骨內側髁下方與脛骨內側緣之間的凹陷處。

艾灸方法：將艾條一端點燃，在距離陰陵泉2～3公分處施灸，每次灸10～15分鐘，每日1次，10次為1個療程。

功效：清利溫熱、健脾理氣。治遺尿、消化不良。

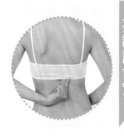

拔罐脾俞穴

取穴方法：背部當第11胸椎棘突下，旁開1.5寸。

拔罐方法：將施術部消毒，左手持罐，右手用止血鉗夾住酒精棉球點燃，入罐內旋轉後抽出，留罐15分鐘取下。

功效：健脾和胃、利濕生清。對於痰濕引起的脾胃不和有明顯療效。

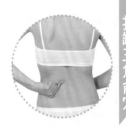

拔罐三焦俞穴

取穴方法：位於腰部，第1腰椎棘突下，旁開1.5寸。

拔罐方法：將施術部消毒，左手持罐，右手用止血鉗夾住酒精棉球點燃，入罐內旋轉後抽出，留罐15分鐘取下。

功效：調理三焦、利水強腰。對於胃炎、消化不良、腰肌勞損等有療效。

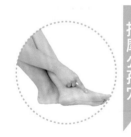

按摩公孫穴

取穴方法：位於足內側緣，第1趾骨基底部的前下方。

按摩方法：用大拇指指尖用力掐揉公孫100～200次，以酸脹為度，每天堅持。

功效：健脾胃、調沖任。對於胃炎、消化不良、腰肌勞損等有療效。

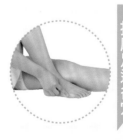

按摩足通谷穴

取穴方法：足外側，第5蹠趾關節的前緣赤白肉際處。

按摩方法：用大拇指指腹揉按足通谷穴，有規律的揉按2～3分鐘。

功效：有疏經活絡、散風清熱的作用。主治頭痛、項強、目眩、鼻出血、癲狂等症狀。

第八篇

濕熱體質自我調養隨身查

　　濕有兩種來源，一為外界氣候潮濕、淋雨涉水或者居住環境潮濕，邪氣入侵人體所致；二為脾胃功能差或暴飲暴食，使脾不能正常行使其「運化」功能，造成水濕內停。而內熱（火）則多因五志化火、嗜食辛辣燥熱食物、煙酒過度、痰濕瘀血久蘊等所形成。濕熱體質者常有面色黃暗、油膩，容易患上痤瘡，經常覺得口苦、口臭，脾氣暴躁易怒，食慾較差，小便混濁、大便黏膩不爽等特點。

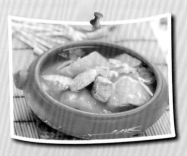
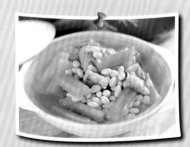

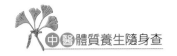

濕熱體質的特徵速查

　　濕熱體質的人經常感覺肢體沉重，午後有明顯的燥熱、疲勞感。面垢油光，易生痤瘡。牙齒發黃，牙齦、口唇比較紅。大便異味重，臭穢難聞。小便經常呈深黃色。女性帶下色黃，外陰異味大，經常瘙癢等。

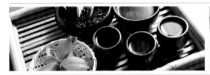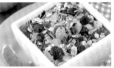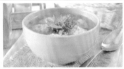

● 濕熱體質的特徵描述

　　總體特徵：濕熱內蘊，以面垢油光、口苦、苔黃膩等濕熱表現為主要特徵。

　　形體特徵：形體中等或偏瘦。

　　常見表現：面部常有不清潔、灰暗的感覺，如面色發黃、發暗、油膩。皮膚較容易生痤瘡，多數是膿包質，或者皮膚常出現化膿性的炎症。常常感到口苦和口臭，偶爾會有泛酸的現象。伴有呼吸費力或氣不夠用的現象，讓人難受得透不出氣，或者感覺缺氧。小便赤黃。

● 濕熱體質的形成原因

　　1.先天稟賦不足。個人的身體素質，受其父母家人的影響非常大，父母有飲食不節、不良生活習慣的，其精子、卵子質量都較差，在孕期也不能給孩子提供平和的發育環境與全面合理的營養素供給；在孩子成長過程中，也會導致體質的偏頗。

　　2.吸煙、過量飲酒、熬夜，這三者都會直接導致形成濕熱體質。

　　3.長期情緒壓抑，致肝氣不舒，從而損傷脾胃，影響脾胃運

化代謝水濕的能力，再借酒澆愁，會明顯加重濕熱聚集。

4.長期生活、工作在濕熱環境下，或夏末秋初氣溫高、雨量大的長夏季節，暑、濕邪氣很容易侵入人體，造成濕熱。

● 濕熱體質臟腑功能的弱點

從中醫方面來講，濕熱分為脾胃濕熱和肝膽濕熱，雖然是同因致病，但兩者之間還是有明顯的區別。脾胃濕熱會伴有脘腹痞悶、嘔惡、厭食、肢體困重、大便溏瀉、小便短赤不清等表現，或面目肌膚發黃、色鮮明如橘子、皮膚發癢，或身熱起伏、汗出而熱不解，舌紅苔黃膩脈濡數。而肝膽濕熱會伴有脅肋脹痛、口苦納呆、嘔惡、腹脹、大便不調、小便短赤、舌紅苔黃膩、脈弦滑數，或身目發黃或寒熱往來、陰囊濕疹、睾丸腫脹、熱痛，或帶下黃臭、外陰瘙癢等症狀。

● 濕熱體質飲食調養要領

1.濕熱體質飲食應以清熱祛濕、健脾和胃、清肝利膽為主。飲食要清淡，常吃甘寒、甘平的食物，如綠豆、赤小豆、鯽魚、空心菜、莧菜、芹菜、黃瓜、冬瓜、藕、西瓜等，但應注意用量和搭配，不可太過，因為吃太多寒涼食物會損傷脾胃、凝滯氣血，反而不利於代謝體內的濕熱。濕熱體質的人夏秋季節或濕熱較重引起不適時，可以適當喝些涼茶。

2.應戒煙戒酒、少吃辛溫助熱的食物，如火鍋、燒烤、油炸食物，和羊肉、鱔魚、韭菜、生薑、芫荽、辣椒、胡椒、花椒、荔枝、龍眼、榴槤、芭樂等。許多濕熱體質的人有身體沉重、精神不濟、疲勞感強的感覺，但一定不可盲目進補，反而會加重濕熱。

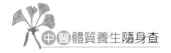

金銀花

清熱解毒、散風驅寒

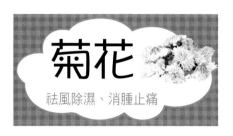

菊花

祛風除濕、消腫止痛

宜吃食物

特別推薦 金銀花煲瘦肉

◎材料：瘦肉300克，干貝、山藥各15克，金銀花8克，天山雪蓮、鹽、雞粉各適量

◎做法：瘦肉洗淨，切片，汆沸水；天山雪蓮、金銀花、干貝洗淨；山藥去皮，切塊。將瘦肉、天山雪蓮、金銀花、干貝、山藥入鍋中，加水，用小火燉2小時，放入鹽和雞粉調味即可。

◎功效：清熱解暑，益氣養陰

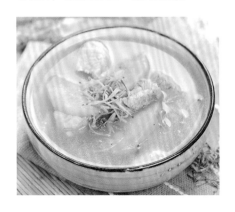

特別推薦 苦瓜菊花豬瘦肉湯

◎材料：豬瘦肉400克，苦瓜100克，菊花10克，白芝麻8克，鹽、雞粉各適量

◎做法：豬瘦肉洗淨，切片，汆沸水；苦瓜洗淨，切片；菊花、白芝麻洗淨。將瘦肉、苦瓜、菊花放入燉鍋中，加水，燉2小時，調入鹽和雞粉，撒白芝麻後關火，加蓋燜一下即可。

◎功效：清熱解暑，降壓保肝

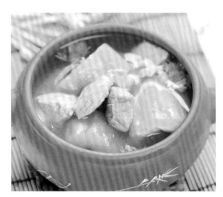

黃芩

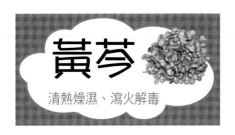

清熱燥濕、瀉火解毒

（特別推薦）柴胡黃芩粥

◎材料：大米100克，黃芪8克，柴胡6克，細辛2克，枸杞少許，蔥花5克，鹽2克

◎做法：大米、細辛洗淨；柴胡、黃芩洗淨後煎取汁液。鍋置火上，倒入藥汁、水、大米，大火煮至米粒開花，加枸杞和細辛，小火熬煮，待粥煮至濃稠狀，加鹽拌勻，撒蔥花即可。

◎功效：祛風散寒，清熱益腎

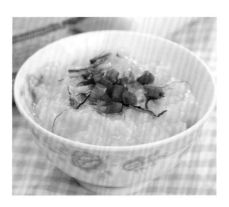

黃連

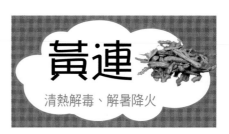

清熱解毒、解暑降火

（特別推薦）山藥黃連茶

◎材料：山藥15克，黃連3克

◎做法：山藥、黃連分別用清水略沖洗乾淨，晾乾，搗碎後，放在保溫瓶中。在保溫瓶中沖入適量沸水，蓋上蓋子，燜20分鐘至材料析出有效成分，揭開蓋子，用濾網去渣取汁，稍涼即可飲用。

◎功效：補虛益脾，燥濕瀉火

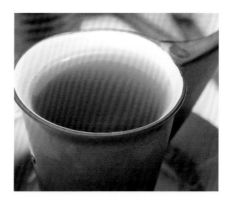

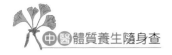
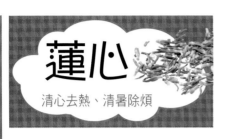

蓮心

清心去熱、清暑除煩

 特別推薦 蓮心白糖粥

◎材料：大米50克，蓮心8克，枸杞6克，蓮子4枚，蔥花、白糖適量

◎做法：蓮心、蓮子、大米洗淨；枸杞洗淨後泡軟。大米入鍋煮粥，至米粒開花時加入蓮心、蓮子拌勻，續煮10分鐘，至熟時加入枸杞和白糖，攪勻，再撒上蔥花即可。

◎功效：安神明目，醒脾健胃

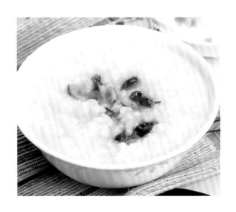

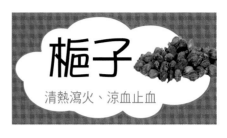

栀子

清熱瀉火、涼血止血

 特別推薦 栀子大米粥

◎材料：大米50克，栀子10克，核桃少許，白糖適量

◎做法：栀子、大米洗淨；核桃泡水。栀子煎水取汁，然後將汁液連同大米入鍋煮粥，至米粒開花時加入核桃，至熟時加入白糖拌勻，撒入蔥花即可。

◎功效：清熱利濕，健胃潤腸

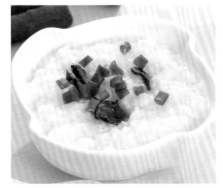

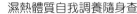

綠豆

清熱解毒、降暑降壓

(特別推薦) 綠豆茯苓薏米粥

◎材料：薏米200克，綠豆120克，土茯苓15克，冰糖10克

◎做法：綠豆、薏米洗淨，放入鍋中，加6碗清水；土茯苓碎成小片，放入鍋中，以大火煮開，轉小火續煮30分鐘，加入適量冰糖，煮至溶化即可。

◎功效：利尿通淋，清熱祛濕

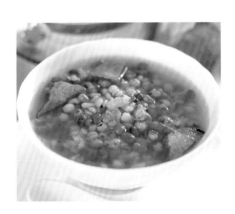

鯽魚

健脾開胃、利水除濕

(特別推薦) 枸杞鯽魚粥

◎材料：大米100克，鯽魚50克，枸杞10克，鹽3克，雞粉2克，蔥花、芝麻油、料酒各適量

◎做法：大米洗淨，泡水；鯽魚洗淨，切片，用料酒醃漬去腥；枸杞洗淨，泡軟。鍋置火上，注水，放大米煮至五成熟，放入魚肉煮至粥將成，加鹽、雞粉、芝麻油調勻，撒上蔥花、枸杞即可。

◎功效：利尿通淋，健脾補腎

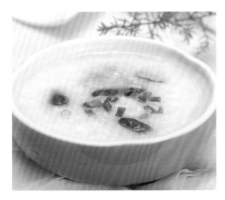

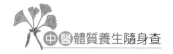

宜吃食物

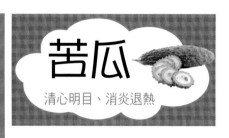

苦瓜

清心明目、消炎退熱

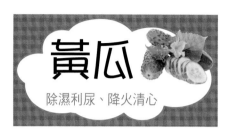

黃瓜

除濕利尿、降火清心

（特別推薦）**苦瓜黃豆排骨湯**

◎材料：苦瓜200克，黃豆60克，豬排骨50克，蔥20克，薑10克，高湯500毫升、食用油、鹽、料酒各適量

◎做法：排骨切段；苦瓜去瓤，洗淨，切塊；黃豆洗淨。鍋中注油燒熱，倒入排骨段稍炸，放薑片、料酒、高湯、蔥段、黃豆、鹽、苦瓜塊，燒沸，將材料轉置入砂鍋中，燉至肉離骨分即可。

◎功效：補中益氣，解毒明目

（特別推薦）**黃瓜聖女果**

◎材料：黃瓜600克，聖女果300克，白糖適量

◎做法：黃瓜洗淨，去頭尾，切小段；聖女果洗淨。盆中加入白糖，倒入適量清水，攪拌至白糖完全溶化，將黃瓜、聖女果投入糖水中醃30分鐘，取出後擺盤即可。

◎功效：清熱除煩，降壓利尿

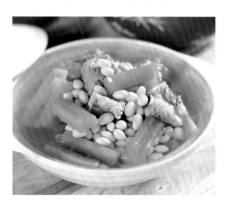

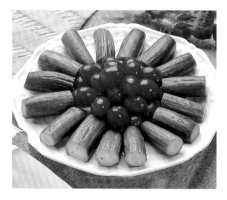

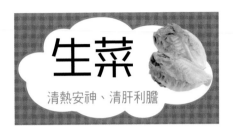

生菜

清熱安神、清肝利膽

特別推薦 蝦仁生菜粥

◎材料：大米100克，蝦仁、生菜各20克，鹽3克，雞粉2克，芝麻油、胡椒粉各適量

◎做法：大米洗淨，泡水；生菜洗淨，切細絲；蝦仁洗淨。鍋置火上，放入大米，加適量清水，煮至五成熟，放入蝦仁，煮至米粒開花，放入生菜稍煮，加鹽、雞粉、芝麻油、胡椒粉，調勻即可。

◎功效：清熱安神，養胃益腎

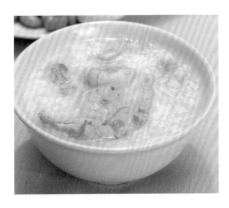

茭白

利尿止渴、消暑止煩

特別推薦 茭白肉片

◎材料：茭白300克，瘦肉150克，紅辣椒1個，雞粉1克，生抽6毫升，薑片、鹽、澱粉各5克，食用油適量

◎做法：茭白洗淨，切薄片；瘦肉洗淨，切片，用澱粉、生抽醃漬；紅辣椒切片。鍋中下油燒熱，將肉片炒至變色，加入茭白、紅辣椒片炒5分鐘，調入適量鹽、雞粉即可。

◎功效：養心潤肺，健胃補虛

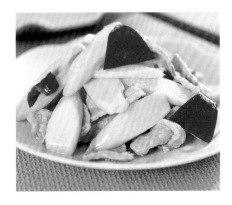

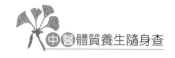
⊘ 羊肉

易辛溫助熱，濕熱體質者食後會加重其症狀。食用羊肉還會增加心血管系統的壓力，濕熱體質者易出現頭身困重、心情煩躁、口渴噁心等症，對健康不利。

⊘ 牛肉

含蛋白質較為豐富，過食不利於消化吸收，對於濕熱體質者而言，由於脾臟的運化功能低下，而導致體內的水分積聚於體內，而出現濕證，食後對健康不利。

⊘ 羊腎

為溫熱性食物，過多食用易積熱生火，對於濕熱體質者而言，由於其體內的濕氣久留不除，而化熱，即有熱證，若食用此類食物，反而會加重其濕熱症狀。

⊘ 豬腰

也叫豬腎，其膽固醇含量較高，過食容易導致高脂血症，對於濕熱體質來說，一般肥胖患者較多，其血壓、血脂一般都要高於正常人，食用過多無疑會加重症狀。

⊘ 豬心

膽固醇含量較高，濕熱體質者體形一般較為肥胖，若食用膽固醇含量高的食物，會大大增加心臟的負擔，容易出現心血管疾病，對健康不利。

⊘ 豬血

濕熱體質者其水濕內停，不得行下，而脾有「運化水濕」之功，故濕熱體質者與脾臟的功能有關，而豬血宜於補血，如此會導致體內津液更多，反而會加重病情。

⊘ 鹹肉

其脂肪和蛋白質含量較高，過多食用容易出現消化不良、腹痛腹脹等。而濕熱體質者，由於其本身脾臟功能較弱，食後會加重其負擔，對健康不利。

⊘ 螃蟹

蟹黃裡的膽固醇含量很高，可使血壓升高。過量的膽固醇堆積在血管內皮上，會形成脂斑。濕熱體質者性情較為急躁易怒，血壓偏高，食後會增加患病風險。

⊘ 鹹魚

鹹魚一般用粗鹽醃製，這種鹽含硝酸鹽，在細菌作用下，形成亞硝酸鹽。而魚富含胺類物質，與亞硝酸作用形成亞硝胺，是一種強烈的致癌物質，易引起消化道癌。

⊘ 鴨肉

富含脂肪和蛋白質，過食不利於消化。濕熱體質者，其脾的運化功能失常，食用後顯然會更加不利於吸收消化，另外，濕熱體質者肥胖人群居多，不宜多食。

⊘ 白酒

是溫熱燥性飲品，飲用後容易使血管擴張，血壓升高，對濕熱體質者來說，適當飲酒有利於其血液循環，但若過度飲用，則對健康不利，長期飲酒會導致肝硬化。

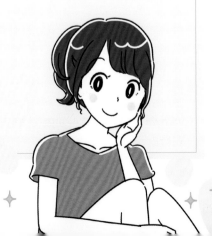

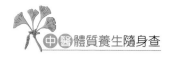

特效穴位速查

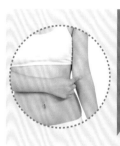

按摩曲澤穴

取穴方法：肘橫紋中，當肱二頭肌腱的尺側緣。

按摩方法：拇指指尖放曲澤穴，其餘四肢勾住肘部下端，以酸脹為度，每次按壓5分鐘，每天3次。

功效：和胃降逆、清熱解毒。治心絞痛、心肌炎、急性胃腸炎等。

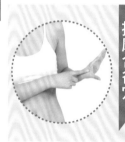

按摩合谷穴

取穴方法：以一手的拇指指骨關節橫紋，放在另一手拇指、食指之間的指蹼緣上，當拇指尖下即是。

按摩方法：將拇指指尖放於合谷穴，以酸脹為度，每次按壓5分鐘，每天3次。

功效：活血理氣、清熱利濕。可促進新陳代謝、排除毒素、清頭明目等。

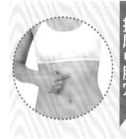

按摩中脘穴

取穴方法：位於上腹部，前正中線上，當臍中上4寸。

按摩方法：用食指、中指指尖推揉3～5分鐘，以腹部微熱為度，長期按摩。

功效：和胃健脾、降逆利水。治胃痛、腹痛、腹脹、嘔逆、食不化等濕熱引起的病。

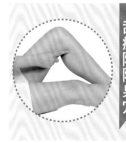

刮痧陰陵泉穴

取穴方法：小腿內側，從膝關節向下到脛骨內側凹陷。

刮痧方法：用面刮法，即傾斜45°，用刮痧板的1/3邊緣接觸皮膚，從上而下刮拭陰陵泉穴，力度微重，出痧為度。

功效：清利溫熱、益腎調經。治消化不良、失眠、膝關節炎、下肢麻痹等病。

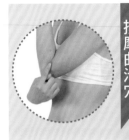

按摩曲池穴

取穴方法：屈肘橫紋頭外端凹陷處，尺澤穴與肱骨外上髁連線之中點。

按摩方法：將拇指指尖放在曲池穴，其餘四支勾住肘部下端，以酸脹為度，每次按壓5分鐘，每天3次。

功效：清熱和營、降逆活絡。治高血壓病、腹痛。

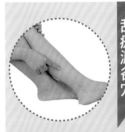

刮痧漏谷穴

取穴方法：小腿內側，內踝尖上6寸，脛骨內側面後緣。

刮痧方法：用面刮法，即傾斜45°，用刮痧板的1/3邊緣接觸皮膚，從上而下刮拭漏谷穴，力度微重，出痧為度。

功效：除濕利尿、健脾胃。治腹脹、腸鳴、小便不利、下肢麻木、腿膝厥冷等病。

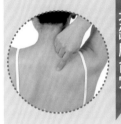

拔罐肺俞穴

取穴方法：第3胸椎棘突下，旁開1.5寸。

拔罐方法：將施術部位消毒，左手持罐，右手用止血鉗夾住酒精棉球點燃，伸入罐內旋轉後抽出，留罐10～15分鐘後取下，以皮膚紅潤為度，隔日治療1次。

功效：解表宣肺、清熱理氣。治支氣管炎、哮喘。

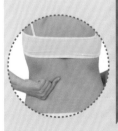

拔罐三焦俞穴

取穴方法：三焦俞在腰部，當第1腰椎棘突下，旁開1.5寸。

拔罐方法：將施術部位消毒，左手持罐，右手用止血鉗夾住酒精棉球點燃，伸入罐內旋轉後抽出，留罐10～15分鐘後取下，以皮膚紅潤為度，隔日治療1次。

功效：調理三焦、利水強腰。治胃炎、消化不良。

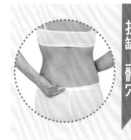

拔罐上髎穴

取穴方法：俯臥位，在第1骶後孔處取穴。

拔罐方法：將施術部位消毒，左手持罐，右手用止血鉗夾住酒精棉球點燃，伸入罐內旋轉後抽出，留罐10～15分鐘後取下，以皮膚紅潤為度，隔日治療1次。

功效：調理下焦、通經活絡。治胃炎、消化不良。

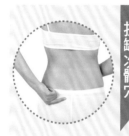

拔罐次髎穴

取穴方法：俯臥位，在第2骶後孔處取穴。

拔罐方法：將施術部位消毒，左手持罐，右手用止血鉗夾住酒精棉球，點燃，伸入罐內旋轉後抽出，留罐10～15分鐘後取下，以皮膚紅潤為度，隔日治療1次。

功效：補益下焦、強腰利濕。治月經不調、帶下。

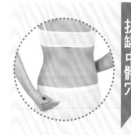

拔罐中髎穴

取穴方法：俯臥位，在第3骶後孔處取穴。

拔罐方法：將施術部位消毒，左手持罐，右手用止血鉗夾住酒精棉球點燃，伸入罐內旋轉後抽出，留罐10～15分鐘後取下，以皮膚紅潤為度，隔日治療1次。

功效：補益下焦、強腰利濕。理下焦、健腰膝。

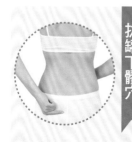

拔罐下髎穴

取穴方法：俯臥位，在第4骶後孔處取穴。

拔罐方法：將施術部位消毒，左手持罐，右手用止血鉗夾住酒精棉球點燃，伸入罐內旋轉後抽出，留罐10～15分鐘後取下，以皮膚紅潤為度，隔日治療1次。

功效：補益下焦、強腰利濕。治婦科諸症。

第九篇

特稟體質自我調養隨身查

　　每個人都經歷過「過敏」，如吃芒果、杏之後口唇周圍發癢，或是用了一種新的清潔護理用品後，臉上發紅發熱，都屬於輕微的過敏症狀，很快就會消失。通常特稟體質是先天遺傳所致，有些人從嬰幼兒期起就表現出對特定過敏原的敏感反應，而有些人到中年才表現出來，與所處的環境和生活習慣有很大關係。

　　可能引起過敏的來源多種多樣，如食物、藥物、粉塵等，較嚴重者連馬鈴薯、麵粉都會過敏。

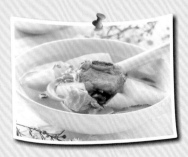
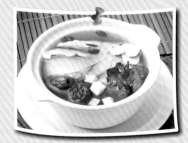

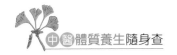

特稟體質的特徵速查

　　特稟體質是由於稟賦不足或稟賦遺傳等因素造成的特殊體質，包括易過敏與各種先天疾病、缺陷。特稟體質者過敏後常有鼻塞、流鼻涕或流眼淚；皮膚被抓一下，就會出現明顯的抓痕，或者周圍皮膚紅一片；出現腹痛、噁心、嘔吐、腹瀉等症狀。

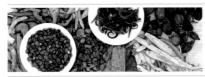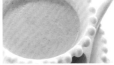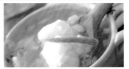

● 特稟體質的特徵描述

　　總體特徵：先天失常，以生理缺陷、過敏反應等為主要特徵。

　　形體特徵：過敏體質者一般無特殊；而先天稟賦異常者可能有畸形，或可能有生理缺陷。

　　常見表現：過敏體質者常見哮喘、風團、咽癢、鼻塞、噴嚏等；患遺傳性疾病者有垂直遺傳、先天性、家族性特徵；患胎傳性疾病者具有母體影響胎兒個體生長發育及相關疾病特徵。

● 特稟體質的形成原因

　　1.食物：任何食物都可能是誘因，特別是含有豐富的蛋白質。此外，由於食品加工業的發展，大量食品中含有添加劑、保鮮劑、食物色素、抗氧化劑，這些也是不容忽視的過敏原。

　　2.藥物：青黴素、阿司匹林、巴比妥、抗抑鬱藥、疫苗等藥物，或食用了被藥物污染的肉類，可引起過敏症狀。

　　3.環境成分：空氣中的花粉、柳絮、塵蟎，農田中的農藥揮發

物或冷空氣，可被吸入鼻腔刺激呼吸道黏膜，引起強烈的刺激、流涕、咳喘等症狀。

4.自身抗原：比如精神緊張、工作壓力、受微生物感染、電離輻射、燒傷等生物、理化因素影響，而構成的自身組織抗原，以及由於外傷或感染而釋放的自身隱蔽抗原，也可能為過敏原。

● 特稟體質臟腑功能的弱點

從中醫角度看，過敏的原因多與「虛」證有關，有先天和後天之分。過敏體質有一定的遺傳性，也就是我們常說的先天體虛，這個多與「腎虛」有關。而腎主要管理人的生殖，所以腎在下一代體質的遺傳和形成的過程中起著決定性作用。當父母氣血陰陽不足或有偏頗之時，這些氣血陰陽不足或有偏頗就可通過生殖之精傳遞給後代，就會出現先天稟賦不足的過敏體質。簡單地說，先天稟賦決定了體質的主要

狀況，就像生命的初稿，儘管經過後天的反復修改，表面也可能發生變化，實質卻變化不大，而過敏體質就是先天不足而形成的生命的初稿。

● 特稟體質飲食調養要領

1.飲食宜清淡、均衡，粗細搭配適當，葷素配置合理，在排除過敏原的前提下，多吃些益氣固表的食物。益氣固表的中藥裡效果最好的是人參，還有防風、黃芪、山藥、太子參等。

2.可以適當地多吃一些糯米、羊肚、燕麥、紅棗、燕窩、泥鰍等。

3.少食蠶豆、白扁豆、牛肉、鯉魚、蝦、蟹、茄子、酒、辣椒、濃茶、咖啡等辛辣品及腥膻發物和含致敏物質的食物。

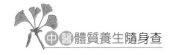

宜吃食物

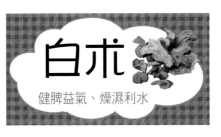

白术
健脾益氣、燥濕利水

白芷
祛風燥濕、消腫止痛

特別推薦 **白术雞內金紅棗粥**

◎材料：大米100克，白术、雞內金、紅棗各適量，白糖4克

◎做法：大米泡發，洗淨；紅棗、白术洗淨；雞內金洗淨，加水煮好，取汁待用。鍋置火上，加適量清水，倒入煮好的藥汁，放入大米，以大火煮開，再加入白术、紅棗，煮至粥呈濃稠狀，調入白糖拌勻即可。

◎功效：健脾益胃，養血消食

特別推薦 **白芷當歸雞**

◎材料：白芷、當歸、茯苓各10克，紅棗3個，玉竹5克，土雞半隻，鹽適量

◎做法：所有藥材洗淨；土雞洗淨，斬大塊，入沸水中汆去血水。另起鍋，土雞塊與所有藥材一起放入鍋中，加適量水，大火煮開，轉小火續燉2小時，最後加鹽調味，撒上紅棗即可。

◎功效：養血補虛，美容養顏

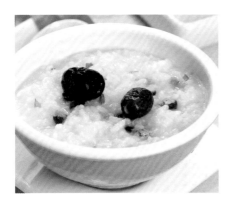

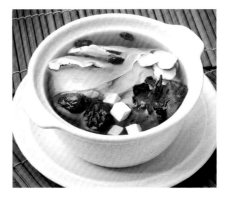

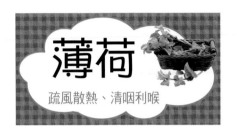

薄荷
疏風散熱、清咽利喉

特別推薦 薄荷椰子杏仁雞湯

◎材料：雞腿肉50克，杏仁20克，薄荷葉10克，椰子1個，鹽3克

◎做法：薄荷葉洗淨，切碎；椰子取汁；杏仁洗淨；雞腿斬塊，汆水，洗淨。鍋置火上，倒入水，下入雞塊、薄荷葉、椰汁、杏仁燒沸，轉小火煲至熟，加鹽調味即可。

◎功效：滋陰清熱，益氣補虛

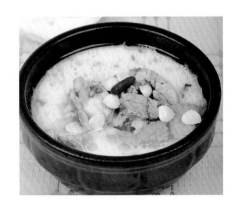

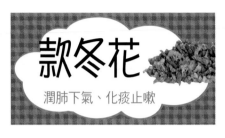

款冬花
潤肺下氣、化痰止嗽

特別推薦 款冬花粥

◎材料：大米50克，鮮款冬花10克，香菜、白糖各適量

◎做法：款冬花洗淨；大米泡發，洗淨；香菜擇洗乾淨。大米放入鍋中，加適量清水，大火煮開，轉小火煮至米粒開花，加入款冬花，將熟時加入香菜和白糖，拌勻即可。

◎功效：潤肺止咳，清熱化痰

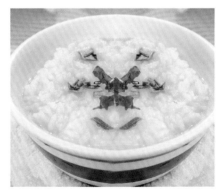

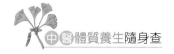

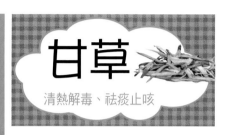

宜吃食物

甘草
清熱解毒、祛痰止咳

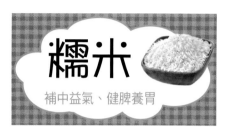

糯米
補中益氣、健脾養胃

（特別推薦）**麥棗甘草白蘿蔔湯**

◎材料：白蘿蔔250克，排骨250克，小麥100克，甘草15克，紅棗10枚，鹽10克

◎做法：小麥淘淨，浸泡1小時，瀝乾；排骨汆燙，撈起，沖淨；蘿蔔削皮，洗淨，切塊；紅棗、甘草沖淨。將以上所有材料放入鍋中，加1500毫升水煮沸，轉小火燉約40分鐘，加鹽調味即成。

◎功效：延緩衰老，益氣補虛

（特別推薦）**糯米蓮藕**

◎材料：蓮藕250克，糯米100克，白糖、飴糖、桂花酒各適量

◎做法：蓮藕洗淨去皮，在頂端切開一小段；糯米洗淨，浸脹後灌入蓮藕的大段，蓋上小段，用牙籤固定。將備好的藕段放入鍋中，倒入適量的桂花酒，加入白糖、飴糖，用猛火燒開後改用文火慢煮，至藕熟起糖皮取出，切片後淋上糖漿即可。

◎功效：健脾益胃，止瀉益精

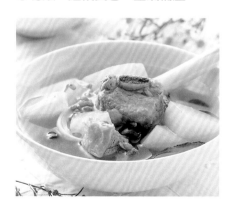

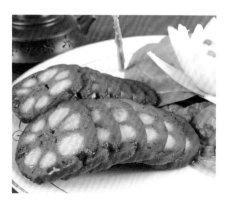

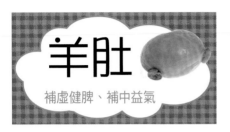

羊肚

補虛健脾、補中益氣

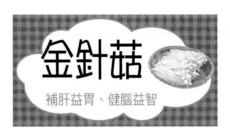

金針菇

補肝益胃、健腦益智

(特別推薦) 無花果煲羊肚

◎材料：羊肚1個，無花果15克，蜜
棗、生薑、鹽、雞粉、胡椒各適量

◎做法：羊肚加鹽、醋反復搓洗，
再用清水洗淨；無花果、蜜棗洗
淨；胡椒稍研碎；生薑去皮，切
片；羊肚汆去血水。將所有食材一
同放入砂煲中，加清水，大火煲滾
後，改小火煲2小時，至羊肚軟爛後
調入鹽、雞粉即可。

◎功效：健脾開胃，益氣補虛

(特別推薦) 金針菇豬肝湯

◎材料：豬肝200克，金針菇150
克，蔥、胡椒粉各5克，鹽、雞粉各
3克

◎做法：豬肝洗淨，切小片；金針
菇去蒂洗淨，焯沸水後撈出。鍋中
下入高湯，加入金針菇、豬肝、調
味料，煮5分鐘即可。

◎功效：健脾益胃，養肝潤腸

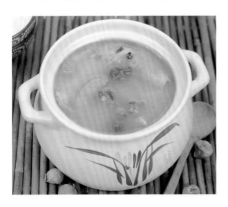

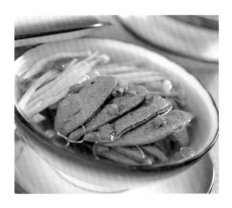

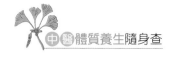

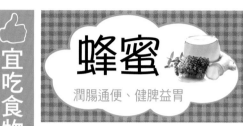

蜂蜜

潤腸通便、健脾益胃

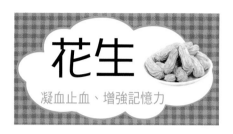

花生

凝血止血、增強記憶力

（特別推薦）**蜂蜜蒸蘿蔔**

◎材料：白蘿蔔1個，蜂蜜100克

◎做法：白蘿蔔去皮，切段，挖空中心的肉，在挖空的蘿蔔中裝入蜂蜜，放入大瓷碗中，然後入蒸籠，蓋好蓋，隔水蒸熟即可。也可將蘿蔔洗淨去皮後，切塊與蜂蜜拌勻，然後上蒸籠，隔水蒸熟。

◎功效：潤肺益氣，潤腸通便

（特別推薦）**花生銀耳粥**

◎材料：大米80克，花生米30克，銀耳20克，白糖3克

◎做法：大米泡發，洗淨；銀耳泡發，洗淨，切碎；花生米泡發，洗淨。鍋置火上，注入適量清水，放入大米、花生，煮至米粒開花，最後放入銀耳，煮至銀耳熟爛、粥濃稠，調入白糖拌勻即可。

◎功效：滋陰養液，美容養顏

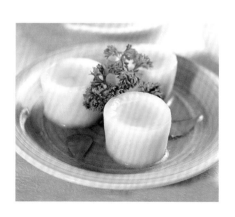

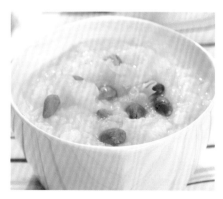

胡蘿蔔

健脾和胃、補肝明目

(特別推薦) 胡蘿蔔大骨湯

◎材料：玉米250克，排骨100克，胡蘿蔔100克，花生50克，枸杞15克，鹽5克

◎做法：玉米、胡蘿蔔洗淨，切段，焯水；排骨洗淨，切塊，汆水後撈出，撒鹽，醃漬片刻；花生、枸杞洗淨。砂鍋加水燒開，倒入全部材料，煮沸後轉小火煲2小時，加鹽調味即可。

◎功效：潤腸通便，補腎強筋

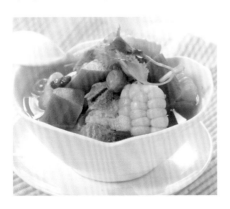

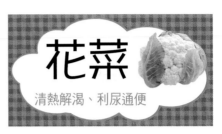

花菜

清熱解渴、利尿通便

(特別推薦) 花菜炒肉片

◎材料：花菜200克，瘦肉50克，薑10克，蔥、鹽各5克，雞粉3克，乾椒15克，食用油適量

◎做法：花菜洗淨，切小朵；瘦肉洗淨，切片。鍋上火，加油燒熱，下入乾椒炒香，加入肉片、花菜、薑片、蔥段炒勻，再加少量水，蓋上蓋稍燜，加鹽、雞粉調味即可。

◎功效：防癌抗癌，養心潤肺

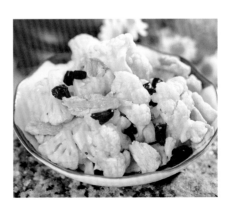

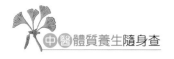

忌吃食物

⊘ 蕎麥

含有致敏物質蕎麥熒光素，食後易引起過敏體質者發生過敏反應，如打噴嚏、流眼淚、咳嗽等。

⊘ 牛肉

過敏體質的人，有的對吃牛肉過敏，有的則不會，過敏體質者最好不宜食用，否則會出現皮膚瘙癢、丘疹、麻疹等皮膚病。

⊘ 鵝肉

典型的發物，過敏體質者食用鵝肉過敏後會出現手腕、腰間和膝彎裡立即出現風疹塊一樣的紅疹子，奇癢無比。要想阻止再次發生過敏，就要避開過敏原。

⊘ 蝦

過敏體質的人群，多數對蝦都會過敏，因蝦中含過敏的異種蛋白，含有過量組胺，會造成易過敏人群出現過敏症狀。

⊘ 螃蟹

多數過敏體質者吃螃蟹都會過敏，從而出現過敏症狀，有的不會在當時發生反應，而是過幾個鐘頭才會出現皮膚瘙癢、急性蕁麻疹等皮膚疾病、呼吸系統和消化系統疾病。

⊘ 鯉魚

對於特稟體質者來說，有的人食用鯉魚會過敏，有的人食用後則不會，食用鯉魚過敏者，以後應避免再食用。

⊘ 茄子

對於特稟體質者，吃茄子出現的單純性過敏患者可以嘗試少量的接觸過敏原，讓機體適應。

⊘ 蠶豆

特稟體質者，食用蠶豆後會使紅血球破裂而發生溶血，從而出現貧血、黃疸、缺氧等症狀，嚴重威脅生命，故若有此類現象者應避免食用蠶豆。

⊘ 白扁豆

過敏原有固定型和非固定型。固定型是食用某一種食物就會過敏，非固定型是有兩種及兩種因素以上過敏原引起的，多數為後者，主要是對花粉和扁豆同時致敏。

⊘ 木瓜

對食木瓜過敏者，並不是食後立刻出現症狀，而是一般在晚上睡覺時全身發癢，無法入眠，用手去撓時還會起風團等全身症狀；有的則只會在局部發生紅、腫、癢等。

⊘ 芒果

含有果酸、氨基酸、各種蛋白質等刺激皮膚的物質，另外，不完全成熟的芒果中還有醛酸，會對皮膚黏膜產生刺激，過敏體質者食用後會引起過敏。

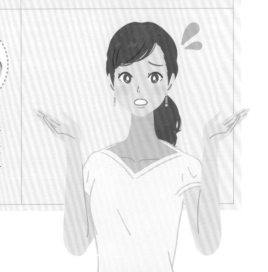

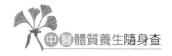

特效穴位速查

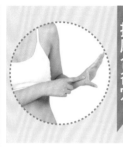

按摩合谷穴

取穴方法：以其中一手的拇指指骨關節橫紋，放在另一手拇、食指之間的指蹼緣上，當拇指尖下即是。

按摩方法：將大拇指指尖放在合谷穴，輕重適中，以酸脹為度，每次按壓2分鐘，不拘次數。

功效：通經活經、清熱解表。治頭痛目赤、發熱。

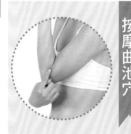

按摩曲池穴

取穴方法：屈肘成直角，在肘橫紋外側端與肱骨外上髁連線中點。

按摩方法：拇指指尖放在曲池穴，其餘四指勾住肘部下端，以酸脹為度，每次按壓5分鐘，每天3次。

功效：清熱和營、降逆活絡。治流行性感冒。

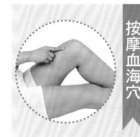

按摩血海穴

取穴方法：或正坐屈膝，用手掌按在膝蓋骨上，掌心對準膝蓋骨頂端，拇指向內側，當拇指尖所到之處即是。

按摩方法：將拇指指尖放於血海穴，以酸脹為度，每次按壓5分鐘，每天3次。

功效：調經統血、健脾化濕，增強機體免疫力。

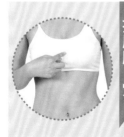

按摩膻中穴

取穴方法：在兩乳頭之間，胸骨中線上，平第4肋間隙，仰臥取穴。

按摩方法：用大拇指指腹揉按膻中穴60～100次，可長期按摩，每次按壓5分鐘，每天3次。

功效：理氣止痛、生津增液。增強機體免疫力。

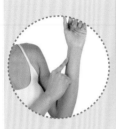

按摩列缺穴

取穴方法：左右兩手虎口交叉，一手食指壓在另一手的橈骨莖突上，在食指尖到達處即是。

按摩方法：用大拇指指腹揉按列缺穴60～100次，輕重適中，以酸脹為度，每次按壓2分鐘，不拘次數。

功效：止咳平喘、通經活絡。治感冒、哮喘。

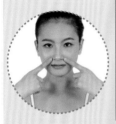

按摩迎香穴

取穴方法：在鼻翼外緣中點旁開，當鼻唇溝中取穴。

按摩方法：用大拇指指腹揉按迎香穴60～100次，輕重適中，以酸脹為度，每次按壓2分鐘，不拘次數。

功效：祛風通竅、理氣止痛。治鼻炎、鼻竇炎、嗅覺減退、鼻出血等過敏引起的鼻部症狀。

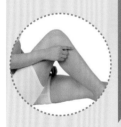

艾灸足三里穴

取穴方法：小腿前外側，犢鼻下3寸，距脛骨前緣一橫指。

艾灸方法：將艾條一端點燃，在距離足三里2～3公分處施灸，每次灸10～15分鐘，至皮膚紅熱溫潤為度，每日1次，10次為一療程。

功效：健脾和胃、扶正培元。

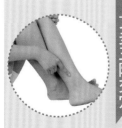

艾灸三陰交穴

取穴方法：小腿內側，足內踝間上3寸，脛骨內側緣後方。

艾灸方法：將艾條點燃，選用溫和灸法灸三陰交穴，在距離三陰交2～3公分處施灸，每次灸10～15分鐘，至皮膚紅熱溫潤為度，每天1次。

功效：健脾胃、益肝腎、調經帶。

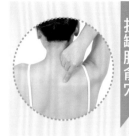

拔罐肺俞穴

取穴方法：第3胸椎棘突下，旁開1.5寸處。

拔罐方法：將施術部位消毒，左手持罐，右手用止血鉗夾住酒精棉球點燃，伸入罐內旋轉後抽出，留罐10～15分鐘後取下，以皮膚紅潤為度，隔日治療1次。

功效：培補肺陰、清熱理氣。治支氣管炎、哮喘。

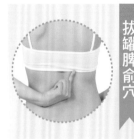

拔罐脾俞穴

取穴方法：俯臥位，第11胸椎棘突下，旁開1.5寸處。

拔罐方法：將施術部消毒，左手持罐，右手用止血鉗夾住酒精棉球點燃，入罐內旋轉後抽出，留罐10～15分鐘，以皮膚紅潤為度。

功效：健脾和胃、利濕升清。治胃潰瘍、消化不良、貧血、進行性肌營養不良、肝脾腫大。

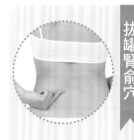

拔罐腎俞穴

取穴方法：腎俞在腰部，當第2腰椎棘突下，旁開1.5寸。

拔罐方法：將施術部位消毒，左手持罐，右手用止血鉗夾住酒精棉球點燃，伸入罐內旋轉後抽出，留罐10～15分鐘後取下，以皮膚紅潤為度。

功效：益腎助陽、滋補腎陰。

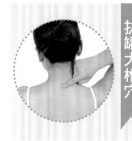

拔罐大椎穴

取穴方法：俯伏或正坐低頭，第7頸椎棘突下凹陷處。

拔罐方法：將施術部消毒，左手持罐，右手用止血鉗夾住酒精棉球點燃，入罐內旋轉後抽出，留罐10～15分鐘，以皮膚紅潤為度。

功效：清熱解表、截虐止癇。治肩頸疼痛、肺脹脅滿、咳嗽喘急、瘧疾、風疹等。

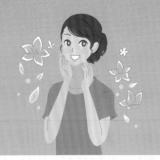

國家圖書館出版品預行編目資料

中醫體質養生隨身查 / 胡維勤著. --初版. --
新北市：金塊文化, 2018.06
144 面；15 x 21 公分. -- (實用生活；41)
ISBN 978-986-95982-2-4(平裝)
1.中醫 2.養生
413.21　　　107008306

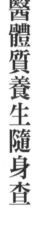

實用生活41

中醫體質養生隨身查

金塊 文化

作　　　者：胡維勤
發 行 人：王志強
總 編 輯：余素珠
美 術 編 輯：JOHN平面設計工作室

出 版 社：金塊文化事業有限公司
地　　　址：新北市新莊區立信三街35巷2號12樓
電　　　話：02-2276-8940
傳　　　真：02-2276-3425
E - m a i l：nuggetsculture@yahoo.com.tw

匯款銀行：上海商業銀行 新莊分行（總行代號011）
匯款帳號：25102000028053
戶　　　名：金塊文化事業有限公司

總 經 銷：創智文化有限公司
電　　　話：02-22683489
印　　　刷：大亞彩色印刷
初版一刷：2018年6月
定　　　價：新台幣260元

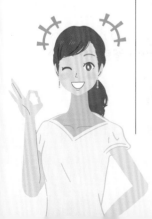